한국보건의료인
국가시험원(국시원)

최신 출제기준 + 출제경향 반영

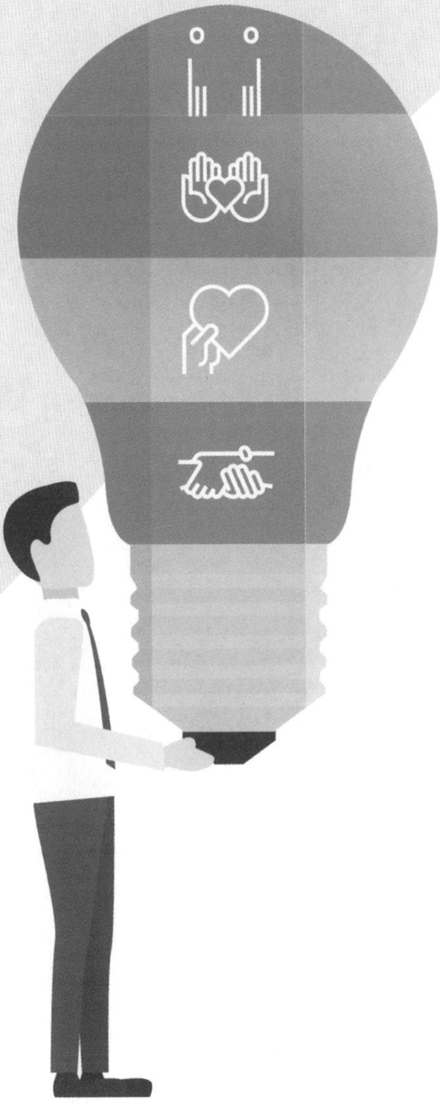

원패스 요양보호사 핵심요약집

요양보호사(필기+실기)
핵심이론+모의고사+기출문제를 단 한권으로!

메인에듀 요양보호사 연구소 편저

MAINEDU

동영상 강의 mainedu.co.kr

머리말

'팔십세에 저세상에서 날 데리러 오거든 아직은 쓸만해서 못간다고 전해라...'

노래 백세인생의 가사 일부분입니다. 통계청 발표에 따르면 우리나라 2017년 평균수명은 82.7세로 2000년 고령화사회(고령인구 비율 7% 이상인 사회), 2017년 고령사회(고령인구 비율 14% 이상인 사회)에 진입하였고 현대 의료기술의 발전, 교육혜택, 생활수준 향상, 다양한 먹거리 및 풍족한 식품 등의 이유로 꾸준히 기대수명은 늘어나고 있습니다.

하지만 급속도로 고령화 현상이 나타나면서 여러 가지 문제점이 나타나는데 특히, 본 교재 이론에서도 배우겠지만 노인의 4苦(질병, 고독, 빈곤, 무위)는 사회적으로도 중요한 문제가 되고 있습니다.

이 문제들을 해결하기 위한 방안으로 2008년 7월 노인장기요양보험제도가 시행됩니다. 그 중에서도 노인의료복지시설이나 재가노인복지시설 등에서 의사나 간호사의 지시에 따라 장기요양급여수급자에게 신체적, 심리적으로 사회적 보살핌을 제공하는 역할을 하는 사람이 바로 요양보호사가 하는 일입니다.

최근에는 다양한 이유에 의해 요양보호사라는 직업이 각광을 받고 있습니다.

첫 번째, 노후가 걱정되어 취득하려는 경우

두 번째, 배우자 등 가족의 건강악화로 가족을 돌보기 위해 취득하려는 경우

세 번째, 취업걱정으로 취득하려는 경우

네 번째, 미래 실버사업으로 취득하려는 경우 등

이와 같이 각자만의 이유로 자격증을 취득하여 요양보호사가 되고자 합니다.

하지만 요양보호사의 가장 중요한 본질은 대상자에게 도움이 되는 역할을 하는 사람이라는 것입니다.

이 교재를 보고 있는 수험생 대부분이 실습 후 이론학습을 위해 보고 있는 경우가 많을텐데, 수험생들이 실습 후 가장 많이 하는 생각은 '이 대상자의 모습이 머지않아 나의 모습이 될 수도 있겠다.'라는 것입니다. 문제를 푸는 중간에 모르는 문제가 나왔을 때, 요양보호사로써 대상자를 보살피는 도중 대상자로 인해 힘이 들 때, 언제나 '역지사지'의 마음가짐으로 대상자의 입장이 되어 요양보호사가 어떻게 해줘야 더 도움이 될지, 대상자의 삶이 나로 인해 조금 더 나아질지 고민해 보기 바랍니다.

요양보호사 자격시험을 준비하는 모든 수험생 여러분 합격을 기원합니다!

시험안내

■ 요양보호사

요양보호서비스를 필요로 하는 사람의 신체활동, 가사활동 지원 등의 업무를 전문적으로 수행한다. 대상자의 정보를 바탕으로 요양보호서비스 계획을 세우고 대상자의 청결유지, 식사와 복약 보조, 배설, 운동, 정서적 지원, 환경 관리 및 일상생활 지원 업무를 수행한다.

■ 요양보호사의 장점

1. 연령제한이 없는 직종
2. 대상자에게 도움이 됨으로써 정신적 삶의 질 향상
3. 최근 정부의 복지사업 지원의 관심도가 증가하면서 향후 전망 좋은 직종

■ 요양보호사 출제경향 및 최근 5회 합격률, 국시원 홈페이지에 공시된 '요양보호사 자격시험 출제범위 공지'

시험과목	분야
1. 요양보호론(필기시험)	1. 요양보호개론
	2. 기본요양보호각론
	3. 특수요양보호각론
2. 실기시험	1. 신체활동지원기술
	2. 일상생활지원기술
	3. 특수요양보호기술

제27회(19년3월) 요양보호사 자격증 시험에서 과목별로 출제된 문항수 비율을 분석해 보면, 1장 요양보호개론 11%, 2장 요양보호 관련 기초지식 22%, 3장 기본요양보호각론 47%, 4장 특수요양보호 각론 20%의 비율로 출제되었습니다.

1교시 필기시험은 35문항을 40분간 풀어야 합니다. 60% 이상 맞춰야 과락되지 않기 때문에 최소한 21문항 이상을 맞춰야 합니다. 필기시험에 나오는 용어들은 대부분 어렵지 않지만 다소 혼동되는 부분들이 많기 때문에 문제와 지문을 꼼꼼히 읽는 것이 중요합니다.

2교시 실기시험은 45문항으로 50분 내에 풀어야 합니다. 마찬가지로 60% 이상 맞춰야 과락되지 않기 때문에 최소한 27문항 이상을 맞춰야 합니다. 실기시험에서 혼동되는 문제가 나온다면 "만약 내가 이 상황이었다면 어떻게 해야 좀 더 편할까?"라고 본인 스스로가 대상자가 되어 문제를 푼다면 좀 더 수월하게 풀 수 있을 것입니다. 본 교재와 함께 충분히 이론내용을 습득한 후 모의고사를 마무리로 합격하길 바랍니다.

요양보호사 시험에서 과목별로 자주 출제되는 내용들은 다음과 같습니다.

1과목 요양보호개론

- 노인복지의 목적 및 원칙(UN의 원칙 5가지)
- 노인복지시설의 유형
- 장기요양급여에 해당하는 대상자
- 재가급여의 종류
- 노인장기요양보험 표준서비스의 분류
- 요양보호서비스 제공 시 발생하는 유형별 대처 방안
- 요양보호사의 역할
- 요양보호사의 윤리문제 사례
- 시설생활노인 권리보호를 위한 윤리강령
- 노인학대 유형
- 성희롱으로부터 요양보호사의 대처 방법

2과목 요양보호 관련 기초지식

- 각 신체 · 심리적 노화에 따른 특성
- 각 질환의 정의(어떠한 질환의 정의를 설명하고 해당하는 질환을 찾는 문제)
- 주요 질환의 치료 및 예방법
- 신경계(치매, 뇌졸중, 파킨슨 질환)
- 예방접종 기간
- 계절별 안전 수칙

3과목 기본요양보호각론

- 식사 자세
- 경관영양 돕기
- 투약 돕기
- 화장실 이용 돕기
- 유치도뇨관의 소변주머니 관리
- 구강 청결 돕기
- 세수 돕기
- 목욕 돕기
- 옷 갈아입히기
- 체위 변경
- 휠체어 이동 돕기
- 복지용구 대여품목 및 구입품목
- 질환별 영양관리
- 주방의 위생관리
- 세탁물 표시 기호

- 안전한 주거환경 조성
- 의사소통의 유형
- 상황별 의사소통 방법

4과목 특수요양보호각론

- 치매 대상자의 상황별 돕기 방법
- 치매 대상자의 문제행동 대처 방법
- 치매 단계별 의사소통 문제 및 방법
- 임종 징후
- 임종 적응 단계
- 임종 대상자 요양보호
- 질식 · 경련 · 화상 · 골절 · 화재 · 출혈 시 돕기 방법
- 심폐소생술 시행 시 단계별 주의사항
- 자동제세동기 사용

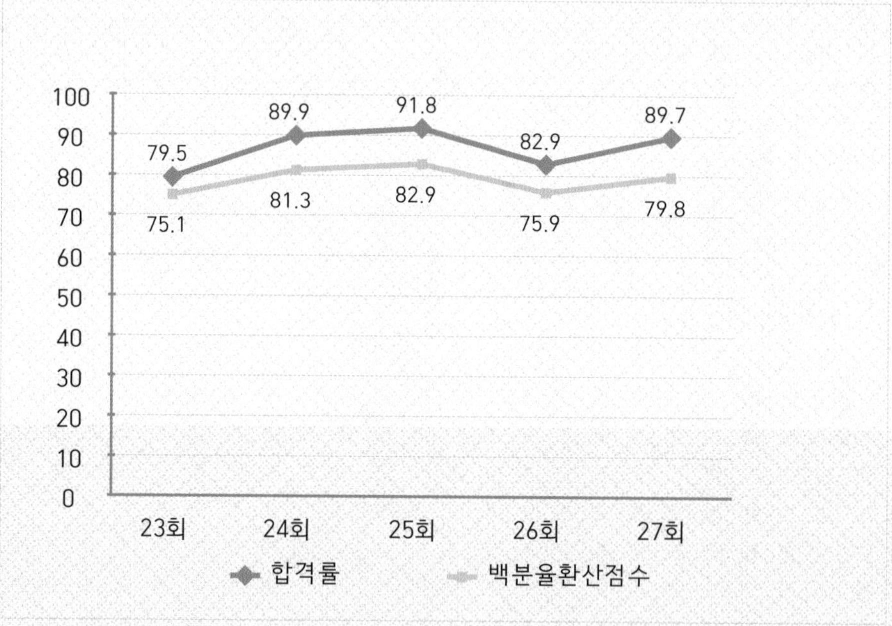

■ 본 교재의 특징

1. 보건복지부에서 발간한 요양보호사 양성 표준교재를 기반으로 구성된 핵심 이론
2. 자주 출제되는 문제 중심으로 구성된 모의고사(필기+실기)
3. 요양보호사 핵심이론과 모의고사를 단 한 권으로!
4. 최신 기출복원문제를 반영한 문제 수록

■ **응시자격**

노인복지법 시행규칙 제29조의2에 따라 시 · 도지사로부터 지정받은 요양보호사 교육기관에서

① 표준교육과정 240시간

② 국가자격(면허)소지자(간호사, 간호조무사, 물리치료사, 사회복지사, 작업치료사)는 40~50시간

③ 경력자(경력인정기관에 따라 이수시간 다름)

교육과정을 이수하시면 요양보호사 자격시험에 응시할 수 있다.

※ 교육과정에 대한 상세안내는 노인복지법 시행규칙[별표 10의2]을 참조

■ **응시자 유의사항**

1. 반드시 유효한 신분증 주민등록증(유효기간 내의 주민등록증발급신청확인서), 운전면허증(유효기간 내의 임시운전증명서), 여권(만료일 이내), 외국국적동포 국내거소신고증, 외국인등록증, 청소년증(유효기간 내의 청소년증발급신청확인서), 주민등록번호가 기재된 장애인등록증(장애인복지카드)을 지참한다.
2. 부정한 방법으로 시험에 응시하거나 부정행위를 한 자에 대해서 그 시험을 정지시키거나 합격을 무효로 하며, 관련 법률에 따라 향후 시험응시가 제한될 수 있다.

① 대리시험을 치른 행위 또는 치르게 하는 행위

② 시험 중 다른 응시자와 시험과 관련된 대화를 하거나 손동작, 소리 등으로 신호를 하는 행위

③ 시험 중 다른 응시자의 답안(실기작품의 제작방법을 포함한다, 이하 같다) 또는 문제지를 보고 자신의 답안카드(실기작품을 포함한다, 이하 같다)를 작성(제작)하는 행위

④ 시험 중 다른 응시자를 위하여 답안 등을 알려주거나 보여주는 행위

⑤ 시험장 내외의 자로부터 도움을 받아 답안카드를 작성하는 행위 및 도움을 주는 행위

⑥ 다른 응시자와 답안카드를 교환하는 행위

⑦ 다른 응시자와 성명 또는 응시번호를 바꾸어 기재한 답안카드를 제출하는 행위

⑧ 시험종료 후 문제지를 제출하지 않거나 일부를 훼손하여 유출하는 행위 (단, 문제지를 공개하는 시험은 제외한다)

⑨ 시험 전 · 후 또는 시험기간 중에 시험문제, 시험문제에 관한 일부내용, 답안 등을 다음 각 목의 방법으로 다른 사람에게 알려주거나 알고 시험을 치른 행위

ㄱ. 대화, 쪽지, 기록, 낙서, 그림, 녹음, 녹화

ㄴ. 홈페이지, SNS(Social Networking Service) 등에 게재 및 공유

ㄷ. 문제집, 도서, 책자 등의 출판, 인쇄물

ㄹ. 강의, 설명회, 학술모임

ㅁ. 기타 정보전달 방법

⑩ 시험 중 시험문제 내용과 관련된 물품(시험 관련 교재 및 요약자료 등)을 휴대하거나 이를 주고받는 행위
⑪ 시험 중 허용되지 않는 통신기기 및 전자기기 등을 사용하여 답안을 전송하거나 작성하는 행위
⑫ 응시원서를 허위로 기재하거나 허위서류를 제출하여 시험에 응시한 행위
⑬ 시행본부 또는 시험감독관의 지시에 불응하여 시험 진행을 방해하는 행위
⑭ 그 밖에 부정한 방법으로 본인 또는 다른 응시자의 시험결과에 영향을 미치는 행위

■ 시험접수 방법

1. 인터넷 접수
① 원서접수기간 : 응시원서 접수 시작인 09:00부터 접수 마감일 18:00까지(접수 마감일 18:00까지 응시수수료 결제까지 완료)
② 접수 장소 : 국시원 홈페이지(www.kuksiwon.or.kr)에서 [원서접수] 메뉴

2. 방문 접수
① 원서접수기간 : 응시원서 접수 기간 중 09:30부터 18:00까지
② 접수 장소 : 서울시 광진구 자양로 126 성지하이츠 2층[지하철 2호선 구의역 1번 출구, 버스 광진구청(광진경찰서 방면)에서 하차]

■ 응시수수료

32,000원(단, 기초생활 수급자 등 취약계층에 대해 응시수수료 감면을 실시하고 있는 중이므로 자세한 사항은 국시원 홈페이지를 통해 확인)

■ 시험 시간표

교시	시험과목(문제수)	시험형식	시험시간	배점
1교시	• 요양보호론 필기(35문항) (요양보호개론, 요양보호 관련 기초지식, 기본요양보호각론 및 특수요양보호각론)	객관식 (5지선다형)	10:00~10:40 (40분)	1문제 / 1점
2교시	• 실기시험(45문항)	객관식 (5지선다형)	11:20~12:10 (50분)	1문제 / 1점

■ **합격자 기준**

① 필기시험과 실기시험에서 각각 만점의 60퍼센트 이상을 득점한 자
② 응시자격이 없는 것으로 확인된 경우에는 합격자 발표 이후에도 합격 취소됨

■ **합격자 발표**

- 국시원 홈페이지[합격자조회] 메뉴
- 국시원 모바일 홈페이지
- ARS 전화번호 : 060-700-2353
- ARS 이용기간 : 합격자 발표일부터 7일간
- 휴대전화번호가 기입된 경우에 한하여 SMS로 합격 여부를 발송

차례

CHAPTER 04 특수 요양보호각론_ 189

모의고사

CHAPTER 01

요양보호개론

CHAPTER 01

요양보호개론

01. 요양보호 관련 제도 및 서비스

1. 사회복지

(1) 사회복지의 개념

사회복지란 개인 중심적 특성이 강해지는 현대 사회에서 개인이 한 일생을 살아가는 동안 필요로 하는 사회적 욕구와 여러 가지 문제들을 해결하려는 노력을 말한다.

(2) 사회복지의 목적

1) 인간다운 생활보장

사람이 살아가는 데 있어 인간답게 살아갈 권리를 말하며, 법적으로 국가에게 생존에 필요한 최소한의 요구를 할 수 있는 권리이다.

2) 빈곤의 경감

사회복지제도를 통해 소득의 재분배를 목적으로 빈곤을 경감시키고자 노력한다.

3) 사회적 평등

소득이나 부의 불평등으로부터 사회복지제도를 통해 평등하게 만들고자 한다.

4) 자립성의 증진

사회 혹은 국가에 대한 의존 상태에서 벗어나 삶을 스스로 영위하도록 하는 데 있어 개인이 가지고 있는 잠재적 능력을 최대한 발휘할 수 있도록 도와준다.

5) 사회통합

보호를 필요로 하는 개인을 경제적인 자립과 신체적인 재활을 도와주고 더불어 살게 함으로써 사회통합을 이루려는 데 목적을 두고 있다.

(3) 사회복지 분야

1) 가족복지 : 각종 사회보험 및 가족수당, 의료부조, 가족치료 등
2) 아동복지 : 아동 및 가족상담, 사회보험과 공공부조, 아동학대보호사업, 가정위탁보호사업, 입양사업, 보육사업 등
3) 청소년복지 : 비행청소년, 근로청소년, 미혼청소년 부모, 청소년 가장, 장애청소년 등을 위한 진로지도, 상담, 보건의료, 생활보호 및 가사지원 등
4) 노인복지 : 연금, 건강보험, 노인 장기요양보험을 포함한 각종 사회보험과 공공부조 등의 다양한 서비스
5) 장애인복지 : 장애인을 위한 편의시설, 장애인 직업재활, 생활안정을 위한 경제적 지원, 장애 아동을 위한 교육, 장애인 재활 서비스 등
6) 여성복지 : 각종 상담 및 보호시설, 저소득 · 한부모 가정 지원 등

2. 노인복지

(1) 노인의 4苦

노인이 되면 사회적 역할 상실과 동시에 수입도 감소하며 또한 건강악화로 인해 소외감과 고독감에 빠지기 쉽다.

→ 빈곤, 질병, 무위, 고독

(2) 인구 고령화의 원인

1) 국민 건강에 대한 관심도 증가
2) 보건의료 기술의 발전

3) 교육수준의 향상

4) 경제적, 사회적 가치관의 변화로 출산률 감소

5) 영양, 안전, 위생환경 등의 개선으로 생활수준 향상

(3) 인구 고령화 추이

2000년 고령화사회 진입, 2018년 고령사회, 2026년 초고령사회로의 진입 예상으로 노인인구는 꾸준하게 증가하고 있다.

1) **고령화사회** : 전체인구 대비 65세 이상 노인인구가 7%~14% 미만인 사회

2) **고령사회** : 전체인구 대비 65세 이상 노인인구가 14%~20% 미만인 사회

3) **초고령사회** : 전체인구 대비 65세 이상 노인인구가 20% 이상인 사회

(4) 노인복지의 목적 및 원칙(1991년, UN총회)

1) **독립의 원칙** : 일할 수 있는 기회를 갖거나, 다른 소득 등을 통하여 자립적 생활을 할 수 있어야 한다.

2) **참여의 원칙** : 지식과 기술을 젊은 세대와 공유하고, 사회에 통합되어야 한다.

3) **보호의 원칙** : 보호시설 또는 치료시설과 같은 서비스를 이용할 수 있어야 하고, 인간의 권리와 기본적인 자유를 누릴 수 있어야 한다.

4) **자아실현의 원칙** : 교육, 문화, 정신적 자원, 여가서비스를 이용할 수 있어야 한다.

5) **존엄의 원칙** : 나이, 성, 인종, 종교 등과 상관없이 공정하게 대우 받아야 하며, 경제적 기여와 무관하게 평가되어야 한다.

(5) 노인보건복지서비스 관련 자원

1) 노인복지시설의 개념

자립이 곤란한 노인에게 가정을 대신하여 생활을 유지할 수 있도록 보호하는 곳이 노인복지시설이다.

2) 노인복지시설의 유형

노인복지시설은 이용방법에 따라 생활시설과 이용시설로 구분할 수 있다.

① 생활시설 : 가정에서 생활하지 않는 노인들이 생활할 수 있는 시설
ex) 노인주거복지시설, 노인의료복지시설

② 이용시설 : 가정에서 생활하면서 본인이 필요로 하는 서비스를 제공 받는 시설
ex) 노인여가복지사설(노인복지관, 경로당, 노인 교실), 재가노인복지사설(방문요양서비스, 방문목욕서비스, 주·야간 보호서비스, 단기보호서비스, 그 밖의 서비스), 노인보호전문기관, 노인일자리지원기관 등

3. 사회보험

국민에게 발생할 수 있는 사회적 위험을 보험방식으로 대처함으로써 국민건강과 소득을 보장하는 제도를 말한다. 사회구성원의 생활을 위협하는 사고사에도 일정기준의 소득을 보장하기 위해 강제성의 성격을 가진다.

[사회보험과 민간보험의 구분]

구분	사회보험	민간보험
목적	최저 생계 · 의료 보장	개인 필요에 의해 보장
보험 가입	강제성	자발성
적용대상	전 국민	보험 가입자
독점/경쟁	정부 및 공공기관의 독점	자유 경쟁
보험료의 부담	공공부담의 원칙	가입자 본인 부담
보험료 부과 기준	소득	약정 납부보험료, 위험률

(1) 국민연금

1) 소득능력 상실 시, 최저생활이 가능하다.
2) 보편주의를 실현한다.
3) 소득재분배와 국민통합에 기여한다.

(2) 국민건강보험

1) 국가의 개입으로 국민건강과 생활안정을 도모한다.
2) 피보험 대상자의 질병 · 부상에 따라 균등하게 급여함으로써 가계의 경제적 부담을 경감시킨다.(소득재분배 기능)
3) 공동체적인 사회통합을 이룬다.

(3) 산업재해보상보험

1) 근로자의 근무 중 사고에 대하여 신속하고 공정한 재해보상을 한다.
2) 재해예방, 각종 근로복지사업을 추진하여 재해를 입은 근로자나 그 가족의 인간다운 생활을 보장한다.
3) 불의의 사고로 사업주가 과중한 경제적 부담을 갖게 되면 위험을 분산, 경감시켜 안정된 기업활동이 가능하도록 돕는다.

(4) 고용보험

1) 산업구조조정으로 잉여인력 발생 시 새로운 산업으로 신속히 이동할 수 있도록 지원하여 산업구조조정을 촉진한다.
2) 고용정보를 정확히 파악하여 구조적인 인력수급 불균형에 대응한다.
3) 산업수요에 부응하는 근로자의 직업능력을 계발 · 지원함으로써 기업 경쟁력을 강화한다.
4) 실직 근로자의 생활안정을 도모하고 각종 채용정보 제공 및 직업상담 등을 통해 재취업을 촉진한다.

(5) 노인장기요양보험

2008년 7월부터 시행되어 노인 또는 노인성 질환을 앓는 국민에게 적정 서비스를 제공하는 사회보험이다.

국민건강보험은 질병으로 진단을 받거나 입원 및 외래치료, 재활치료 등을 목적으로 병 · 의원 및 약국에서 제공하는 서비스를 제공하고, 노인장기요양보험은 혼자서 일상생활이 어려운 대상자에게 요양시설이나 요양기관을 통해 신체활동 및 가사지원 등의 서비스를 제공한다는 점에서 차이가 있다.

4. 노인장기요양보험제도

(1) 노인장기요양보험제도의 목적

장기요양 문제가 개인이나 가계의 부담으로 머물지 않고 점차 사회적 · 국가적 책임으로 강조되고 있다. 노인장기요양보험제도는 노후의 건강증진 및 생활안정을 도모하고 그 가족의 부담을 덜어주어 국민의 삶의 질을 향상시키는 일에 목적을 둔다.

(2) 노인장기요양보험사업의 보험자 및 가입자

1) 장기요양보험사업의 보험자 → 국민건강보험공단
2) 장기요양보험의 가입자 → 국민건강보험법 제5조 및 제109조에 따른 가입자

(3) 장기요양급여 대상자

65세 이상 또는 65세 미만이나 노인성 질병을 가진 자 또는 거동이 현저히 불편하거나 치매 등으로 인지가 저하되어 장기요양이 필요한 자가 대상이다.

(4) 장기요양인정 신청 및 판정 절차

1) 노인장기요양보험 신청 순서

> 산정 → 방문조사 → 조사표 입력에 따른 1차 판정 → 의사소견서 제출 예외자 통보 → 의사소견서 제출 → 등급판정위원회 개최 → 등급판정

2) 장기요양 등급별 판정 기준

등급	장기요양 점수	상태	신체활동 수준
1등급 (최중증)	95점 이상	• 하루종일 침대에서 생활하는 사람으로 스스로 움직일 수 없는 와병 상태 • 식사 · 배설 · 옷 입고 벗기의 모든 활동을 하는 데 있어 다른 사람의 도움이 필요한 상태	일상생활 수행능력 중 6개 이상 완전 도움 필요
2등급 (중증)	75점 이상 95점 미만	• 식사 · 배설 · 옷 입고 벗기 등의 일상생활 상당 부분에 다른 사람의 도움이 필요한 상태 • 휠체어를 이용하여 일상생활 유지 • 주로 침대에서 생활	일상생활 수행능력 중 5개 이상 부분 도움 필요

3등급 (중등증)	60점 이상 75점 미만	• 보행보조기 등을 이용하여 이동	일상생활 수행능력 중 3개 정도 부분 도움 필요
4등급 (경증)	51점 이상 60점 미만	• 식사 · 배설 · 옷 입고 벗기 모두 대체로 자립이나, 생활관리능력의 저하 등으로 가끔 지원 필요	일상생활 수행능력 중 1~2개 부분 도움 필요
5등급 (치매특별 등급)	45점 이상 51점 미만, 치매로 확인받은 자	• 인지기능 장애와 문제행동으로 일상생활을 수행하는 데 어려움을 겪는 경증 치매환자	일상생활 수행에 어려움 적음

〈참조〉 일상생활 수행능력 평가항목 12가지

① 옷 입고 벗기 ② 세수하기 ③ 양치질하기 ④ 목욕하기 ⑤ 식사하기 ⑥ 체위변경하기 ⑦ 일어나 앉기 ⑧ 옮겨 앉기 ⑨ 방 밖으로 나오기 ⑩ 화장실 사용하기 ⑪ 대변 조절하기 ⑫ 소변 조절하기

(5) 장기요양 급여의 내용

1) 재가급여 : 신체활동 및 심신기능 유지 · 향상을 위하여 교육 · 훈련 등을 제공받는다.

① 방문요양 : 수급자가 있는 곳으로 방문하여 신체활동 및 가사활동 등을 지원하는 장기요양급여

② 방문목욕 : 목욕설비를 갖춘 장비를 이용해 수급자의 가정 등에 방문하여 목욕을 제공하는 장기요양급여

③ 방문간호 : 간호사 등이 의사, 한의사 또는 치과의사의 방문간호지시서(「의료법 시행규칙 제24조」에 따라 기본 간호, 교육 훈련 및 상담 등을 제외한 일부 검사, 투약 주사, 기본 간호 외의 간호 등을 실사하는 경우에는 의사의 처방에 의하여 실시한다)에 따라 수급자의 가정 등을 방문하여 간호, 진료의 보조, 요양에 관한 상담 또는 구강위생 등을 제공하는 장기요양급여

④ 주 · 야간 보호 : 수급자를 하루 중 일정시간 동안 장기요양기관에 보호

하여 신체활동 지원 등을 제공하는 장기요양급여

⑤ 단기보호 : 수급자를 일정기간 동안 장기요양기관에 보호하여 신체활동 지원 등을 제공하는 장기요양급여

⑥ 기타 재가급여 : 수급자의 일상생활 · 신체활동 지원에 필요한 용구를 제공하는 등의 장기요양급여

2) **시설급여** : 신체활동 지원 및 심신기능의 유지 · 향상을 위한 교육 · 훈련 등을 받기 위해 가정에서 생활하지 않고 노인요양시설, 노인요양공동생활가정 등에 장기간 입소한다.

의료, 간호, 요양서비스 등을 종합적으로 제공받는 데 있어 편리하지만 개인 중심의 생활이 어렵다는 단점이 있다.

3) **특별현금급여**

① 가족요양비 : 장기요양기관이 현저히 부족한 지역, 천재지변, 수급자의 여러 가지 사유로 인해 가족으로부터 방문요양에 상당한 장기요양급여를 받을 때 지급되는 현금급여

② 특례요양비 : 수급자가 장기요양기관이 아닌 노인요양시설 등의 기관 또는 사설에서 재가급여 또는 시설급여에 상당한 장기요양급여를 받은 경우 지급되는 현금급여

③ 요양병원 간병비 : 수급자가 노인전문병원 또는 요양병원에 입원한 경우 지급되는 현금급여

(6) 재원조달

노인장기요양보험제도가 운영되기 위한 재원은 장기요양보험료, 국가 지원, 본인 일부 부담으로 충당되고 있다.

1) **장기요양보험료** : 직장가입자와 지역가입자는 장기요양보험료를 납입해야 하며 장기요양보험료는 건강보험료액에 장기요양보험료율을 곱하여 산정한다.

2) 국가 지원 : 보험료 예상 수입액의 20%를 부담한다.

3) 본인 일부 부담

① 시설급여 이용 시 20%, 재가급여를 이용 시 15% 를 본인이 부담한다.

② 기타의료급여수급권자 등은 각각 1/2로 본인부담비를 경감하여 준다.
(사설급여 이용 시 : 10% 재가급여 이용 시 : 7.5%를 본인이 부담 함)

③ 국민기초생활수급권자는 무료이다.(단, 비급여 함목은 전액 본인 부담)

5. 노인장기요양보험 표준서비스

최소한의 서비스 범위를 설정하여 서비스의 질적 수준을 보장하고 서비스를 제공받는 급여 대상자의 기본권을 보장하기 위한 것이다.

(1) 급여 대상자

65세 이상 노인 또는 65세 미만 노인성 질병이 있는 자

(2) 급여 대상자에게 제공되는 노인장기요양보험 표준서비스 분류 및 세부내용

1) 신체활동지원서비스 : 세면 도움, 구강 관리, 머리 감기기, 몸 단장, 옷 갈아입히기, 목욕 도움, 식사 도움, 체위 변경, 이동 도움, 신체기능의 유지 증진, 화장실 이용하기

2) 일상생활지원서비스 : 취사, 청소 및 주변 정돈, 세탁

3) 개인활동지원서비스 : 외출 시 동행, 일상 업무 대행

4) 정서지원서비스 : 말벗, 격려, 위로, 생활 상담, 의사소통 도움

5) 방문목욕서비스 : 방문 목욕

6) 기능회복훈련서비스 : 신체기능의 훈련, 기본동작 훈련, 일상생활동작 훈련, 물리치료, 언어치료, 작업치료, 인지 및 정신기능 훈련, 기타 재활치료

7) 치매관리지원서비스 : 행동변화 대처

8) 응급서비스 : 응급상황 대처

9) 시설환경관리서비스 : 침구 교환 및 정리, 환경 관리, 물품 관리, 세탁물 관리

10) 간호처치서비스 : 관찰 및 측정, 투약 및 주사, 호흡기 간호, 피부 간호, 영양 간호, 통증 간호, 배설 간호, 그 밖의 처치, 의사진료 보조

01. 요양보호 관련 제도 및 서비스

1. 다음 중 5가지 유엔의 원칙 중 독립의 원칙으로 옳은 것은? (25, 28회 기출복원문제)

① 지식과 기술을 젊은 세대와 공유하고, 사회에 통합되어야 한다.
② 인간의 권리와 기본적인 자유를 누릴 수 있어야 한다.
③ 가족과 지역사회에서 보살핌과 보호를 받아야 한다.
④ 일할 수 있는 기회를 갖거나, 다른 소득 등을 통하여 자립적 생활을 할 수 있어야 한다.
⑤ 교육, 문화, 정신적 자원, 여가서비스를 이용할 수 있어야 한다.

해설 ① 참여의 원칙, ②③ 보호의 원칙, ⑤ 자아실현의 원칙
정답 ④

2. 노인장기요양보험 표준서비스 중 신체활동 지원서비스에 해당하지 않는 서비스는?

① 기본동작 훈련 ② 이동 도움
③ 구강 관리 ④ 몸 단장
⑤ 체위 변경

해설 신체활동 지원서비스 : 세면 도움, 구강 관리, 머리 감기기, 몸 단장, 옷 갈아입히기, 목욕 도움, 식사 도움, 체위 변경, 이동 도움, 화장실 이용하기, 신체기능의 유지증진 기본동작 훈련은 기능회복훈련서비스에 해당한다.
정답 ①

3. 장기요양급여의 본인일부부담에 대한 설명으로 옳은 것은?

① 국민기초생활수급권자는 시설급여 이용 시 15%, 재가급여는 20%를 부담한다.
② 기타의료급여수급권자는 시설급여 이용 시 7.5%, 재가급여는 10%를 부담한다.
③ 국민기초생활수급권자는 비급여 항목이 무료이다.
④ 국민기초생활수급권자는 시설급여와 재가급여 이용 시 본인부담비를 1/2로 경감하여 준다.
⑤ 기타의료급여수급권자는 본인부담비를 1/2로 경감하여 준다.

해설 ① 국민기초생활수급권자는 시설급여 20%, 재가급여 15%를 부담한다.
② 기타의료급여수급권자는 시설급여 이용 시 10%, 재가급여는 7.5%를 부담한다.
③ 국민기초생활수급권자의 비급여 항목에 대해서는 전액 본인부담이다.
④ 국민기초생활수급권자는 무료이다.
정답 ⑤

4. 사회보험 중 고용보험의 목적으로 옳지 않은 것은?

① 인력수급 불균형 대응 ② 실업급여 수급
③ 기업 경쟁력 강화 ④ 산업구조 조정 촉진
⑤ 실직 근로자의 재취업 촉진

해설 고용보험의 목적 : 산업구조 조정, 인력수급 불균형 대응, 기업 경쟁력 강화, 실직 근로자의 재취업 촉진
정답 ②

5. 다음 중 사회보험의 종류에 해당하지 않는 것은?

① 국민건강보험 ② 고용보험
③ 개인연금 ④ 산업재해보상보험
⑤ 노인장기요양보험

해설 사회보험의 종류 : 국민연금, 국민건강보험, 산업재해보상보험, 고용보험, 노인장기요양보험 / 개인보험은 민간보험에 속한다.
정답 ③

6. 노인의료복지시설에 해당하는 것은? (25회, 26회 기출복원문제)

① 노인요양시설, 노인요양공동생활가정 ② 양로시설, 노인요양시설
③ 노인교실, 노인복지관 ④ 재가노인복지시설, 경로당
⑤ 노인복지관, 노인요양시설

해설 노인의료복지시설에는 노인요양시설과 노인요양공동생활가정이 있다.
정답 ①

7. 노인들이 친목도모, 취미활동, 공동작업장 운영 및 각종 정보교환과 기타 여가활동을 할 수 있는 장소는?

① 일자리 지원기관
② 경로당
③ 양로시설
④ 노인교실
⑤ 노인복지관

해설 경로당에 대한 설명이다.
정답 ②

8. 노인복지시설 유형에서 재가노인복지시설에 해당하는 것은?

가. 양로시설	나. 방문목욕서비스	다. 노인교실
라. 경로당	마. 노인복지관	바. 주 · 야간보호서비스

① 가, 라
② 나, 바
③ 가, 마
④ 가, 나, 다
⑤ 가, 나, 다, 라, 마, 바

해설 재가노인복지시설에는 방문목욕서비스, 방문요양서비스, 주 · 야간보호서비스, 단기보호서비스 등이 있다.
정답 ②

9. 노인복지시설 유형에서 노인여가복지시설에 해당하는 것은?

가. 노인복지관	나. 노인공동생활가정	다. 경로당
라. 노인교실	마. 노인요양시설	바. 양로시설

① 가, 라, 마
② 나, 마, 바
③ 다, 라, 바
④ 가, 다, 라
⑤ 라, 마, 바

해설 노인여가복지시설에는 노인복지관, 경로당, 노인교실이 있다.
정답 ④

10. 일상생활에서 부분적으로 다른 사람의 도움이 필요한 자로서, 장기요양점수 60점 이상 75점 미만에 해당하는 요양등급은?

① 1등급
② 2등급
③ 3등급
④ 4등급
⑤ 5등급

해설 - 1등급 : 95점 이상, 전적으로 다른 사람의 도움이 필요
- 2등급 : 95점 미만 75점 이상, 상당 부분을 다른 사람의 도움이 필요
- 3등급 : 75점 미만 60점 이상, 부분적으로 다른 사람의 도움이 필요
- 4등급 : 60점 미만 51점 이상, 일정 부분 다른 사람의 도움이 필요
- 5등급 : 51점 미만 45점 이상, 치매로 확인받은 자

정답 ③

11. 다음 장기요양인정 신청과정 중 (　　) 안에 들어갈 내용으로 옳은 것은?

방문조사 → 조사표 입력에 따른 1차 판정 → 의사소견서 제출 예외자 통보 → 의사소견서 제출 → (　　) → 등급판정

① 등급판정위원회 개최
② 방문 검진
③ 조사표 입력에 따른 2차 판정
④ 재방문 조사
⑤ 건강검진

해설 신청 → 방문조사 → 조사표 입력에 따른 1차 판정 → 의사소견서 제출 예외자 통보 → 의사소견서 제출 → 등급판정위원회 개최 → 등급판정

정답 ①

12. 다음 중 노인장기요양보험 표준서비스가 잘못 연결된 것은? (26회, 27회 기출복원문제)

① 간호처치서비스 - 영양간호
② 치매관리지원서비스 - 행동변화 대처
③ 신체활동지원서비스 - 외출 시 동행
④ 일상생활지원서비스 - 취사, 세탁
⑤ 정서지원서비스 - 말벗, 격려, 위로

해설 개인활동지원서비스 : 외출 시 동행, 일상업무 대행
정답 ③

13. 다음 중 신체활동지원서비스에 해당하지 않는 것은?

① 이동 도움 ② 세탁
③ 목욕 도움 ④ 몸 단장
⑤ 구강관리

해설 세탁은 일상생활지원서비스에 해당한다.
정답 ②

14. 재가급여의 종류 중 수급자를 일정기간 동안 장기요양기관에 보호하여 신체활동 지원 등을 제공하는 장기요양급여으로 옳은 것은? (28회 기출복원문제)

① 단기보호 ② 방문간호
③ 방문목욕 ④ 방문요양
⑤ 기타 재가급여

해설 단기보호 : 수급자를 일정기간 동안 장기요양기관에 보호하여 신체활동 지원 등을 제공하는 장기요양급여
정답 ①

15. 다음에서 설명하는 재가급여의 종류로 옳은 것은?

수급자의 일상생활, 신체활동 지원에 필요한 용구를 제공하는 등의 장기요양급여를 말한다.

① 단기보호 ② 방문간호
③ 방문목욕 ④ 방문요양
⑤ 기타 재가급여

해설 기타 재가급여: 수급자의 일상생활, 신체활동 지원에 필요한 복지용구를 제공하는 등의 장기요양 급여
정답 ⑤

16. 다음 중 장기요양급여 대상자에 해당하지 않는 경우는? (27회 기출복원문제)

① 66세 김씨 할머니
② 64세 고혈압 환자
③ 72세 치매 환자
④ 60세 혈관성 치매 환자
⑤ 65세 뇌졸중 환자

해설 장기요양급여 대상자는 65세 이상 또는 65세 미만이나 노인성 질병을 가진 자를 말한다.
정답 ②

17. 노인장기요양보험 표준서비스 중 정서지원서비스에 해당하는 것은?

① 신체기능의 유지증진
② 일상생활 동작 훈련
③ 의사소통 도움
④ 외출 시 동행
⑤ 취사

해설 정서지원서비스 : 말벗, 격려, 위로, 생활상담, 의사소통 도움
정답 ③

02. 요양보호 업무

1. 요양보호 업무의 목적

65세 이상 노인 또는 노인성 질병을 가진 65세 미만인 자에게 신체기능 증진 및 삶의 질 향상 기여를 위해 계획적인 전문적 요양보호서비스를 제공하는 것이다. 요양보호 업무가 대상자에게 실질적인 도움이 되기 위해서는 인간의 욕구에 대한 기본적인 이해가 필요하다.

매슬로우(A. Maslow)는 인간의 욕구를 5단계로 분류하고, 하위 단계의 욕구들이 어느 정도 충족되었을 때 비로소 다음 단계의 욕구를 위해 행동하게 된다고 주장했다. 즉 요양보호사가 서비스를 제공할 때도 가장 기본이 되는 다음 단계의 욕구부터 도와주어야 한다.

[매슬로우(A. Maslow)의 기본욕구단계]

1단계(생리적 욕구) : 배고픔, 목마름, 배설, 수면, 성 등과 같이 생리적 욕구를 해결하는 단계

2단계(안전의 욕구) : 신체적 · 정신적인 고통이나 위험으로부터 안전을 추구하는 단계

3단계(사랑과 소속의 욕구) : 가족이나 친구 등 어떤 단체에 소속되어 사랑받고 싶어 하는 단계

4단계(자아존중의 욕구) : 타인으로부터 지위, 명예, 승인 등 존중 받고 싶어 하는 단계

5단계(자아실현의 욕구) : 자기완성, 삶의 보람, 자기만족 등을 느끼는 단계

2. 요양보호서비스 제공의 원칙

대상자의 현재 기능 수준을 향상 · 유지시키며 필요한 일상생활지원과 심리 · 정서적 지원을 통해 안락한 노후생활을 영위할 수 있도록 지원해야 한다.

(1) 요양보호서비스의 기본원칙

① 대상자 개인의 삶을 존중한다.

② 대상자가 자립생활을 할 수 있도록 도와준다.

③ 대상자의 동의하에 서비스를 제공하되, 치매 등으로 인지능력이 없는 경우에는 보호자에게 동의를 구한다.

④ 대상자의 개인정보와 사생활을 보호한다.

⑤ 대상자의 상태를 무시하며 기계적으로 서비스를 제공하거나 서비스를 제공 받도록 강요하지 말아야 한다.

⑥ 요양보호사가 제공하는 모든 서비스는 대상자에게만 제한하여 제공한다. (함께 생활하는 가족과 관련된 서비스는 요양보호사의 업무가 아니므로 해서는 안 된다.)

⑦ 대상자의 계획된 서비스 외에 서비스를 추가, 변경, 의료적 진단 등이 필요하다고 판단되는 경우 시설장 또는 관리책임자에게 신속하게 보고한다.

⑧ 대상자에게 어떠한 사유라도 신체적, 언어적, 정서적 학대를 해서는 안 된다.

⑨ 대상자나 대상자의 가족과 의견이 상충될 시 불필요한 마찰을 피하고, 시설장 또는 관리책임자에게 보고한다.

⑩ 사고가 발생한 경우 소속된 시설장, 간호사 등에게 신속하게 보고한다.

⑪ 경구약 및 외용약을 제외한 모든 의료행위는 하지 않는다.

⑫ 응급상황이 발생 시 응급처치 우선순위에 따라 응급처치하고, 응급처치를 할 수 없거나 의사에게 보고할 수 없는 상황인 경우 가장 가까운 의료기관으로 대상자를 옮긴다.

⑬ 치매 대상자에게 발생하는 여러 돌발상황에 대해서는 시설장 또는 관리책임자와 의논하여 처리한다.

⑭ 서비스에 대한 물질적 보상을 받지 않는다.

⑮ 대상자와 요양보호사는 수직적인 관계가 아닌 함께 하는 상호 대등한 관계임을 인식해야 한다.

(2) 요양보호서비스별 제공 원칙

1) 신체활동지원서비스 원칙 : 세면 도움, 구강 관리, 머리 감기기, 몸 단장, 옷 갈아입히기, 목욕 도움, 식사 도움, 체위변경, 이동 도움, 신체기능의 유지·증진, 화장실 이용 돕기 등이다. 휠체어 이용 시 대상자의 신체 크기, 질환 상태 등을 고려하여 휠체어를 선택하며, 잠금장치와 공기압 등의 안전장치 상태는 사전에 체크하여 사용한다.
2) 일상생활지원서비스 원칙 : 취사, 청소 및 주변 정돈, 세탁서비스 등으로 특히 청소 및 주변정리를 도울 때 생활용품 등을 임의적으로 기존의 위치에서 옮기면 안 된다. 부득이하게 옮기는 경우 대상자의 동의를 구하여야 한다.
3) 개인활동지원서비스 원칙 : 외출 시 동행, 일상업무 대행서비스 등
4) 정서지원서비스 원칙 : 말벗, 격려, 위로, 생활상담, 의사소통 도움 서비스 등
5) 방문목욕서비스 원칙 : 입욕준비, 입욕 시 이동 보조, 몸 씻기(샤워 포함), 지켜보기, 기계 조작, 욕실 정리 등으로 사전에 대상자의 질환상태를 체크하고 목욕 이후 체력저하 또는 감기 등에 걸리지 않도록 세심한 관찰과 지원이 필요하다.

3. 요양보호사의 역할

(1) 정보 전달자 역할

요양보호사는 대상자의 상태를 가족, 시설장, 의료진 등에 전달하는 역할을 한다.

(2) 동기 유발자 역할

요양보호사는 대상자가 능력을 최대한 발휘할 수 있도록 동기를 유발하며 지지한다.

(3) 옹호자 역할

요양보호사는 학대나 소외되고 차별받는 대상자편에서 편들어주고 지켜준다.

(4) 말벗과 상담자 역할

요양보호사는 효율적인 의사소통방법을 습득하여 대상자와 친밀한 관계를 형성한다.

(5) 관찰자 역할

요양보호사는 대상자의 신체의 변화, 질병의 변화, 심리적인 변화까지 관찰한다.

(6) 숙련된 수발자 역할

요양보호사는 자신의 지식과 기술로 대상자의 불편함을 최소화시킨다.

02. 요양보호 업무

1. 매슬로우의 기본욕구가 바르게 연결된 것은? (26회 기출복원문제)

① 생리적 욕구 : 가족이나 친구 등 어떤 단체에 소속되고 싶어하는 단계
② 안전의 욕구 : 배고픔, 배설, 수면 등으로부터 자유로움을 느끼는 단계
③ 사랑과 소속의 욕구 : 타인으로부터 지위, 명예, 승인 등 존중받고 싶어하는 단계
④ 자아존중의 욕구 : 정신적인 고통으로부터 자유로운 단계
⑤ 자아실현의 욕구 : 자기완성, 삶의 보람, 자기만족 등을 느끼는 단계

해설 매슬로우의 기본욕구 5단계
1단계(생리적 욕구) : 배고픔, 목마름, 배설, 수면, 성 등과 같이 생리적 욕구를 해결하는 단계
2단계(안전의 욕구) : 신체적·정신적인 고통이나 위험으로부터 안전을 추구하는 단계
3단계(사랑과 소속의 욕구) : 가족이나 친구 등 어떤 단체에 소속되어 사랑받고 싶어 하는 단계
4단계(자아존중의 욕구) : 타인으로부터 지위, 명예, 승인 등 존중받고 싶어 하는 단계
정답 ⑤

2. 매슬로우의 기본욕구 5단계 중 타인으로부터 지위, 명예, 승인 등 존중받고 싶어 하는 단계에 해당하는 것으로 옳은 것은?

① 생리적 욕구
② 안전의 욕구
③ 사랑과 소속의 욕구
④ 자아존중의 욕구
⑤ 자아실현의 욕구

해설 자아존중의 욕구 : 타인으로부터 지위, 명예, 승인 등 존중받고 싶어 하는 단계
정답 ④

3. 요양보호사가 지켜야할 기본 원칙으로 옳은 것은? (25회 기출복원문제)

① 치매 등으로 인지능력이 없는 경우에도 대상자의 동의하에 서비스를 제공한다.
② 요양보호사가 제공하는 모든 서비스는 대상자에게만 제한하여 제공한다.
③ 경구약 및 외용약을 포함한 모든 의료행위는 하지 않는다.
④ 대상자와 요양보호사는 수직적인 관계임을 인식해야 한다.
⑤ 대상자에게 사유에 따라 언어적 학대가 가능하다.

해설 ① 대상자의 동의하에 서비스를 제공하는 것이 원칙이나, 치매 등으로 인지능력이 없는 경우 보호자에게 동의를 구한다.
③ 경구약 및 외요약을 제외한 모든 의료행위는 요양보호사가 하지 않는다.
④ 대상자와 요양보호사는 수직적인 관계가 아닌 상호대등한 관계임을 인식해야 한다.
⑤ 대상자에게 어떠한 사유라도 신체적, 언어적, 정서적 학대를 해서는 안 된다.
정답 ②

4. 요양보호서비스 제공 시 지켜야하는 기본원칙으로 옳지 않은 것은?

① 요양보호사는 대상자의 자립생활을 돕는다.
② 서비스에 대한 물질적 보상을 따로 받지 않는다.
③ 대상자와의 의견 상충 시 무시하여 요양보호사가 추구하는 방향으로 행동한다.
④ 대상자에게 서비스를 제공받도록 강요해서는 안 된다.
⑤ 대상자의 개인정보와 사생활을 보호한다.

해설 대상자 또는 대상자의 가족과 의견이 상충될 경우 불필요한 마찰은 피하되, 시설장이나 관리책임자에게 보고하여 처리한다.
정답 ③

5. 대상자와 같이 동거 중인 자녀가 빨래를 요청하였다. 요양보호사의 행동으로 옳은 것은?

① 대상자의 자녀와 빨래를 한다.
② 세탁소에 맡긴다.
③ 대상자와 상의한다.
④ 정중히 거절한다.
⑤ 깨끗이 빨래한다.

해설 요양보호사가 제공하는 서비스는 대상자에게만 제한하여 제공된다. 함께 생활하는 가족과 관련된 서비스는 요양보호사의 업무가 아니므로 정중히 거절한다.
정답 ④

6. 요양보호서비스를 제공하는 요양보호사의 유형별 대처방안으로 옳은 것은?

(26회 기출복원문제)

① 대상자 가족의 식사조리를 요구하는 경우 맛있게 만들어준다.
② 대상자 세탁물 이외의 세탁물이 계속 같이 들어 있을 경우 같이 세탁한다.
③ 변비인 대상자가 관장을 요청하는 경우 복부마사지를 해준다.
④ 대상자가 한여름에 겨울옷을 입으려고 하면 안 된다고 강요한다.
⑤ 대상자가 서비스 시간 이외에 자주 전화하는 경우 계속 받아준다.

해설 ① 대상자 가족의 식사조리를 요구하는 경우 요양서비스는 대상자를 위한 서비스만을 원칙으로 함을 설명한다.
② 대상자 세탁물 이외의 세탁물이 계속 같이 들어 있을 경우에는 세탁 요구 시 시설장에게 보고한다.
④ 대상자가 계절에 맞지 않은 옷을 입으려고 하는 경우 가능한 한 수용하면서 요양보호사의 의견은 강요하지 않는다.
⑤ 대상자가 서비스 시간 이외에 자주 전화하는 경우 특별한 문제가 없으면 서비스 시간 외에는 통화가 어려움을 이해시킨다.

정답 ③

7. 요양보호서비스 유형별 대처방안으로 옳지 않은 것은?

① 기저귀를 차고 있는 경우 기저귀 안으로 손을 자주 넣으면 피부에 이상이 생겨 가려운지 확인한다.
② 변비인 대상자가 관장을 원하는 경우 관장을 해준다.
③ 냉장고 안에 있는 유효기간이 지난 식품을 못버리게 하는 경우 대상자의 허락 없이 임의로 처분하지 않는다.
④ 대상자가 고액의 은행업무를 맡기는 경우 가능한 한 대상자의 가족과 함께 한다.
⑤ 대상자가 몸을 만지는 등 필요 이상의 신체접촉을 하는 경우 하지 말라고 단호하게 이야기한다.

해설 대상자에게 관장은 요양보호사의 업무가 아닌 의료행위에 해당되므로 의료진과 상의한다고 이해시킨다.

정답 ②

8. 요양보호사의 서비스 제공 시 유형별 대처방안으로 옳지 않은 것은?

① 양치질을 거부하는 경우 입안 헹구기를 하거나 다른 방법을 찾아본다.
② 기저귀 교환을 거부하는 경우 거부하는 이유를 파악하고 부드러운 표현을 사용하는 듯 요양보호사에게 신뢰감을 가질 수 있도록 한다.
③ 외출 시 요양보호사 차량을 이용하려는 경우 개인 차량을 이용할 수 없음을 설명한다.
④ 대상자 애완견의 산책을 요청할 때 해당 서비스는 제공 대상이 아님을 설명한다.
⑤ 목욕서비스를 위해 방문하였을 때 집 청소를 요구하는 경우 깨끗이 청소해준다.

해설 급여 내용에 없는 서비스는 제공하기 어렵다는 것을 이해시키고 정중히 거절한다.
정답 ⑤

9. 다음에서 설명하는 요양보호업무의 유형은 무엇인가?

외출 시 동행은 은행, 관공서, 병원 등의 방문 또는 산책 시 부축 및 동행을 말한다. 일상업무대행은 물품 구매, 약 타기, 은행, 관공서 이용 등의 대행을 말한다.

① 일상생활지원서비스　② 개인활동지원서비스
③ 신체활동지원서비스　④ 방문목욕서비스
⑤ 정서지원서비스

해설 개인활동지원서비스는 외출 시 동행, 일상업무대행서비스를 의미한다.
정답 ②

10. 대상자의 휠체어 선택 시 고려해야 할 사항으로 가장 옳은 것은?

① 장애 여부　② 발 크기
③ 요양보호사의 신체 크기　④ 요양보호사의 질환 상태
⑤ 대상자의 신체 크기, 질환 상태

해설 휠체어를 이용하여 대상자의 이동을 도울 때는 대상자의 신체 크기나 질환 상태 등을 고려하여 휠체어를 선택한다.
정답 ⑤

11. 72세 이씨 할머니는 치매 진단을 받기 전까지 스포츠댄스를 좋아하였다. 아직도 이씨 할머니는 가끔 몸을 움직이는 것을 좋아한다. 이에 요양보호사는 할머니의 능력을 최대한 발휘하도록 도와드린다. 여기에 해당하는 요양보호사의 역할은 무엇인가?

(27회 기출복원문제)

① 숙련된 수발자 역할 ② 옹호자 역할
③ 동기 유발자 역할 ④ 정보 전달자 역할
⑤ 관찰자 역할

해설 동기 유발자 역할 : 신체활동서비스나 일상생활지원서비스 등을 제공하는 것 외에도 대상자가 능력을 최대한 발휘할 수 있도록 동기를 유발하며 지지한다.

정답 ③

12. 요양보호사는 대상자의 신체, 심리적 상태를 시설장 또는 관리책임자 등에게 전달하고 필요시 가족에게 전달한다. 해당 요양보호사가 하고있는 역할은 무엇인가?

(28회 기출복원문제)

① 숙련된 수발자 역할 ② 정보 전달자 역할
③ 관찰자 역할 ④ 말벗과 상담자 역할
⑤ 옹호자 역할

해설 정보 전달자 역할 : 대상자의 신체, 심리에 관한 정보를 가족, 시설장 또는 관리책임자, 간호사에게 전달하며 필요 시 대상자와 그의 가족에게 전달한다.

정답 ②

13. 요양보호사는 대상자가 가지고 있는 질병의 변화에 대한 증상 외에도 심리적인 변화도 함께 확인해야 한다. 이에 알맞은 요양보호사의 역할은?

① 동기 유발자 역할 ② 옹호자 역할
③ 말벗과 상담자 역할 ④ 관찰자 역할
⑤ 정보 전달자 역할

해설 관찰자 역할 : 대상자의 맥박, 호흡, 체온, 혈압 등의 변화와 투약 여부, 질병의 변화에 대한 증상뿐만 아니라 심리적인 변화까지 관찰한다.

정답 ④

14. 가정이나 시설, 지역사회에서 학대를 당하는 대상자 발견 시 대상자의 입장에서 편들어주고 지켜주는 요양보호사의 역할은 무엇인가?

① 숙련된 수발자 역할
② 관찰자 역할
③ 옹호자 역할
④ 정보 전달자 역할
⑤ 동기 유발자 역할

해설 옹호자 역할 : 가정이나 시설, 지역사회에서 학대를 당하거나 소외되고 차별받는 대상자를 위해 대상자의 입장에서 편들어주고 지켜준다.

정답 ③

03. 요양보호사의 직업윤리 및 자기관리

1. 요양보호사의 직업윤리

요양보호사로서 마땅히 지켜야 하는 도덕적 가치관으로, 사회적으로 요구되는 행동 규범을 말한다. 요양보호사의 직업윤리원칙은 다음과 같다.

(1) 인종, 연령, 성별, 성격, 종교, 경제적 지위, 정치적 신념, 신체 · 정신적 장애, 기타 개인적 선호 등을 이유로 대상자를 차별대우하지 않는다.
(2) 인도주의 정신 및 봉사 정신을 바탕으로 대상자의 인권을 옹호하고 대상자의 자기결정을 최대한 존중한다.
(3) 지시에 따라 업무와 보조를 성실히 수행하고 업무의 경과와 결과를 시설장 또는 관리책임자에게 보고한다.
(4) 효율적이고 안전하게 업무를 수행하기 위해 지속적으로 지식과 기술을 습득한다.
(5) 업무수행에 방해가 되지 않도록 건강관리, 복장 및 외모관리 등을 포함하여 자기관리를 철저히 한다.
(6) 업무수행 시 항상 친절한 태도로 예의바르게 행동한다.
(7) 대상자의 사생활을 존중하고 업무상 알게 된 개인정보를 비밀로 유지한다.
(8) 업무수행 시 대상자의 가족, 의사, 간호사, 사회복지사 등과 적극적으로 협력한다.

2. 요양보호사의 윤리적 태도

(1) 신체적 · 정신적으로 허약하고 도움이 필요한 대상자를 하나의 인격체로 존중해야 한다.
(2) 요양보호사로 종사하게 된 동기를 점검하며 겸손한 태도를 유지한다.
(3) 성실하고 침착한 태도로 책임감을 갖고 업무활동을 해야 한다.

(4) 요양보호업무와 관련된 모든 직업인과 상호협조하는 태도 및 조화를 이루려는 자세를 가져야 한다.
(5) 요양보호업무 수행에 필요한 교육훈련 프로그램에 적극적으로 참여하는 등 지속적으로 학습하고 자신을 계발해야 한다.
(6) 요양보호사는 대상자의 호감을 받고 상호 신뢰감을 형성하기 위해 친절하고 예의바른 태도, 바른 몸가짐과 언어생활을 하고자 노력해야 한다.
(7) 요양보호사는 법적 · 윤리적 책임을 다해야 한다.
(8) 서비스 제공 시 일어날 수 있는 사고를 예방하고, 사고 발생 시에는 즉시 시설장 또는 관리책임자에게 보고한다.
(9) 전문가의 진단이 필요한 사항에 대해 판단하거나 조언하지 않는다. 시설장 또는 관리책임자에게 보고하여 전문가와 상담할 수 있도록 연계한다.
(10) 법적인 소송에 휘말리지 않도록 유의한다.

3. 노인의 인권보호와 학대예방

(1) 노인학대의 발생 배경

고령사회로 급속하게 진입하고 있는 상황에서 최근에는 아동학대나 아내학대에 비해 노인학대가 사회적 관심을 받기 시작하였다.

노인인구의 급속한 증가에 따른 고령화 현상, 가족구조와 가족기능의 변화, 가치관 및 노인부양 의식의 변화, 문제에 대한 사회적 지원제계의 한계 등의 이유로 노인학대는 점점 증가하는 추세를 나타내고 있다.

(2) 노인학대의 유형

1) 신체적 학대 : 물리적인 힘이나 도구를 이용하여 노인에게 신체적 손상, 고통, 장애 등을 유발시키는 행위
2) 언어 · 정서적 학대 : 비난, 모욕, 위협, 협박 등의 언어 및 비언어적 행위를 통하여 정서적으로 고통을 주는 행위

3) 성적 학대 : 성적 수치심 유발 행위 및 성희롱, 성추행 등 노인의 의사에 반하여 강제적으로 행하는 모든 성적 행위

4) 재정적 학대 : 자산을 당사자의 동의 없이 사용하거나 부당하게 착취하여 이용하는 행위 및 노동에 대해 합당한 보상을 하지 않는 행위

5) 방임 : 부양 의무자로서의 책임이나 의무를 의도적 혹은 비의도적으로 거부, 불이행 혹은 포기하여 노인에게 의식주 및 의료를 적절하게 제공하지 않는 행위

6) 자기방임 : 의식주 제공 및 의료 처치 등 최소한의 자기보호 관련 행위를 의도적으로 포기 또는 비의도적으로 관리하지 않아 위험한 상황에 이르게 만드는 행위

7) 유기 : 스스로 독립할 수 없는 노인을 격리하거나 방치하는 행위

(3) 노인의 인권보호를 위한 법적 · 제도적 근거

1) 법적 · 제도적 근거

① 요양보호사는 학대받는 노인을 보면 노인보호전문기관이나 경찰서에 신고해야 한다.(「노인복지법 제39조의6(노인학대 신고의무와 절차 등)」)

② 신고하지 않는 경우 300만 원 이하의 과태료를 물게 된다.(「노인복지법 제61조의2(과태료)」)

2) 노인학대 예방을 위한 유관기관의 역할

구분	역할
보건복지부	• 노인보호 업무와 관련한 법 • 제도적 정책 수립 • 노인복지시설에 대한 행정적 · 재정적 지원 등
시 · 도	• 시설에 대한 업무 지도 및 감독 • 노인복지법 제39조의5 제1항 제2호의 보호조치를 의뢰 받은 학대노인에 대한 행정적인 조치 등

시 · 군 · 구	• 학대 피해 노인 및 보호자 또는 학대 행위자의 신분조회 요청 등에 대한 협조, 필요 시 관계 공무원 또는 노인복지상담원으로 하여금 노인복지시설과 노인 또는 관계인에 대한 조사 • 노인 인권보호 및 학대예방 관련 위원회 설치 운영 등
노인보호 전문기관	• 노인학대 사례의 신고접수 • 신고된 시설학대 사례에 대한 개입 • 시설의 학대사례 판정에 대한 자문 • 학대사례에 대한 사례관리 절차 지원
사법경찰	• 노인학대 신고사례에 대한 현장조사 • 노인학대 행위자의 형사재판을 요하는 사례에 대한 수사 전담 • 응급조치를 요하는 노인학대 사례를 일시보호시설 또는 의료기관에 조치 의뢰
의료기관	• 다분야 보건의료전문가로 구성된 학대노인 보호팀을 구성하여 운영 • 의뢰받은 피학대 노인에게 종합적인 의료서비스 제공 • 노인학대 판정을 위한 의학적 진단, 소견 및 증언 진술
법률기관	• 피해 노인의 법률적 보호 및 학대 행위자에 대한 보호처분을 포함한 판정 및 후견인의 지정 • 가족으로부터의 격리 등

(4) 시설 노인 권리보호를 위한 윤리강령

- 존엄한 존재로 대우 받을 권리
- 질 높은 서비스를 받을 권리
- 가정과 같은 환경에서 생활할 권리
- 신체적 제한을 받지 않을 권리
- 사생활 및 비밀보장에 대한 권리
- 통신의 자유에 대한 권리
- 정치, 문화, 종교적 신념의 자유에 대한 권리
- 소유 재산의 자율적 관리에 대한 권리
- 불평의 표현과 해결을 요구할 권리
- 시설 내 · 외부 활동 참여의 자유에 대한 권리
- 정보 접근과 자기결정권 행사의 권리

4. 요양보호사의 건강 및 안전관리

요양보호사는 교대근무, 휴식시간 부족, 신체적 격무, 대상자와 보호자와의 갈등, 불안정한 고용으로 신체적, 정신적 건강문제에 노출되어 건강위험에 처할 수 있다.

따라서 요양보호사는 요양보호업무와 관련하여 일어날 수 있는 대표적인 직업성 질환의 원인과 대처방법을 잘 알고 관리해야 한다.

(1) 요양보호사의 건강관리

1) 직업성 근골격계질환 위험 요인

① 같은 동작을 반복하는 경우
② 불안정한 자세로 작업하는 경우
③ 미끄럽거나 물기로 젖은 바닥
④ 무거운 물건 또는 대상자를 자주 들어 옮겨야 하는 경우
⑤ 갑자기 무리한 힘이 필요한 경우

2) 직업성 근골격계질환

① 오십견 : 특별한 외상은 없지만 어깨관절 전체에 통증이 있고, 밤이나 무리한 움직임이 많았던 날 통증이 더 심해진다.
② 힘줄염 : 반복적인 팔 벌림과 무리한 사용, 퇴행성 변화 등으로 어깨통증이 발생한다.
③ 팔꿈치 내·외측상과염 : 손목을 굽히고 펴는 동작을 많이 할 경우 팔굽관절의 통증과 심한 경우 손목관절까지 통증이 나타나기도 한다.
④ 수근관증후군 : 수근관이 좁아지거나 내부 압력이 증가하여 신경을 자극하게 된다. 손바닥과 손가락이 저리는 등의 증상이 나타난다.
⑤ 요통 : 허리에 급격한 힘이 작용하여 발생하는 급성요통과 일정기간 반복적인 동작 또는 부적합한 자세 등으로 허리에 통증이 생기는 만성요통이 나타난다.

[근골격계질환 발병의 단계별 특징]

단계	특징
1단계	• 작업 중 통증, 피로감을 느낌 • 하룻밤 지나거나 충분한 휴식을 취하면 증상이 사라짐 • 작업수행능력에는 변화가 없음 • 며칠 동안 지속되고 악화와 회복이 반복됨
2단계	• 작업시작 초기부터 통증이 나타남 • 하룻밤이 지나도 통증을 느끼며, 수면에 방해가 됨 • 반복적 작업능력이 떨어짐 • 몇 주 혹은 몇 달간 지속되고 악화와 회복이 반복됨
3단계	• 휴식 중이거나 일상생활 중에서도 통증이 나타남 • 하루종일 통증을 느끼며, 수면에 방해가 됨 • 가벼운 작업을 수행하는 데 어려움을 느낌 • 몇 달 혹은 몇 년간 지속됨

3) 직업성 감염성 질환

① 결핵 : 결핵균에 감염된 사람이 기침할 때 나오는 분비물이 공기 중을 떠다니다 감염된다. 대표적인 증상으로 발열, 2주 이상의 기침, 호흡곤란, 식욕부진, 체중감소 등이 있다.

② 독감(인플루엔자) : 감염 위험이 높은 질병으로 심한 경우 폐렴이 될 수 있기 때문에 반드시 병원에 방문하여 진료를 받고, 인플루엔자에 걸린 요양보호사는 1주일 정도 쉬는 것이 좋다.

③ 노로바이러스 장염 : 감염력이 강하고 장염을 잘 일으킨다. 요양보호사가 감염된 경우 증상이 약하더라도 2~3일간 업무를 중단하는 것이 바람직하며, 개인위생을 철저히 하고 어패류 등은 반드시 익혀서 먹는 것이 좋다.

④ 옴 : 옴진드기에 의하여 발생되며, 감염력이 매우 강하여 잘 옮기 때문에 대상자는 물론 동거 가족이나 요양보호사도 동시에 치료를 해야 한다.

4) 요양보호사의 스트레스 원인

① 대상자 또는 요양보호 환경으로 인한 스트레스

② 과다한 업무량으로 인한 스트레스

③ 대상자 및 가족, 동료, 관리자와의 갈등과 고독으로 인한 스트레스

④ 직무자율성의 한계 및 직무불안정성으로 인한 스트레스

⑤ 조직체계, 직장문화로 인한 스트레스

⑥ 맡은 업무에 비해 부적절한 보상으로 인한 스트레스

⑦ 성희롱, 성추행 등으로 인한 스트레스

[스트레스 대처방법]

스트레스 대처방법	구체적인 내용
생각 변화	1. 자신의 기대가 비현실적이거나 지나치지 않은지 돌아본다. 2. 긍정적으로 생각하는 습관을 갖는다. 3. 일상생활이 자신의 감정에 좌우됨을 알고 좋은 감정을 가지고 일한다.
생활양식 변화	1. 규칙적이고 적당하게 바쁜 생활을 한다. 2. 취미생활을 통해 생활에 활력을 유지한다. 3. 적당한 휴식을 취함으로써 피로가 쌓이지 않도록 한다. 4. 균형잡힌 식사를 한다.
숙면	1. 수면을 통해 민감해져 있는 몸과 마음을 쉴 수 있도록 한다. 2. 규칙적으로 기상하고 취침하되, 충분한 수면을 취한다.
운동	1. 가볍게 시작하여 점진적으로 강도와 시간을 늘린다. 2. 일주일에 3~4일 이상, 20~30분/회, 숨이 약간 차고 땀도 약간 나면서 몸이 후끈거리는 정도로 한다. 3. 충분한 준비운동과 정리운동으로 운동의 효과를 극대화한다.
감정표현	1. 자신의 생각과 감정을 적절하게 표현한다. 2. 자주 웃고, 울음은 슬픔이나 분노로부터 오는 스트레스를 해소시켜 준다.
대인관계	1. 성공적인 대인관계를 갖도록 노력한다. 2. 적극적으로 대인관계를 맺는다.
업무관리	1. 일의 스케줄을 체계적으로 관리한다.

	2. 능동적인 자세로 업무에 임하고 새로운 것을 제안하는 성실성과 적극성을 보인다.
기타	명상법, 심상화기법, 자기이완법 등

(2) 요양보호사의 안전관리

1) 스트레칭

① 어깨근육 스트레칭 : 반복적인 움직임 등으로 인해 뭉친 어깨근육을 스트레칭을 통해 풀어준다.

② 코트만진자 운동법 : 바닥에 엎드린 후 어깨에 힘을 빼고 팔로 원을 그리며 회복하는 운동법이다.

③ 윌리엄 운동 : 요부를 굽힘으로써 추간공과 허리뼈 관절면을 넓혀 신경근의 압박을 감소시키고, 고관절 굴곡근과 요부 신전근을 펴줌으로써 추간판의 하중을 감소시키는 운동법이다.

④ 맥켄지의 유부신전 운동 : 오랫동안 허리를 반복적으로 구부려서 생기는 디스크 탈출을 예방하고, 허리 통증과 기능장애를 감소시키기 위한 운동법이다.

2) 일반적 감염예방

① 정기적인 건강검진으로 미리 예방한다.

② 반드시 인플루엔자 등 예방접종을 미리 받는다.

③ 감염예방에 대한 교육을 받는다.

④ 감염의 위험이 있는 경우, 감염성 있는 대상자와의 접촉을 피한다.

⑤ 개인위생을 철저히 하고 적절한 소득법을 시행한다.

(3) 요양보호사의 법적 권익보호

1) 근로에 관한 보호

① 근로계약 : 「근로기준법」에서 정한 기준에 미치지 못하는 근로조건을 정

한 근로계약은 무효이며, 무효된 부분에 대해서는 「근로기준법」이 적용된다.

② 근로계약서에 명시해야 할 사항

ㄱ. 임금 및 근로시간 : 임금의 구성항목, 계산방법 및 지불방법 등

ㄴ. 취업의 장소와 종사하여야 할 업무에 관한 사항

ㄷ. 취업규칙 내용(「근로기준법」 제93조 참조)

ㄹ. 종사자가 기숙하게 되는 경우 기숙사 규칙에 정한 사항

2) 안전 및 보건에 관한 보호

① 산업안전보건법 : 근로자의 안전과 보건을 유지·증진함을 목적으로 산업재해를 예방하고 쾌적한 작업환경을 조성한다.

② 산업재해보상보험법 : 산업재해는 유해물질에 의한 직업병뿐만 아니라 반복작업, 작업자세, 작업조건, 직무특성에 따른 스트레스 등 노동과정에 의해 발생할 수 있는 재해를 모두 포괄한다.

[산재근로자 보호의 주요 내용]

- 산재를 당했다는 이유로 근로자를 해고할 수 없다.
- 보험급여는 조세 및 기타 공과금 부과가 면제되어 세금을 부과하지 않는다.
- 보험급여를 받을 권리는 퇴직 여부와 상관없이 3년간 유효하다.
- 보험급여는 양도 또는 압류가 불가능하기 때문에 채권자가 건드릴 수 없다.
- 산재로 요양 중 퇴직, 사업장의 부도, 폐업 등의 경우에도 재요양, 휴업급여, 장해급여 지급에는 지장이 없다.

(4) 성희롱으로부터의 보호

1) 현장 내 성희롱

요양보호사가 방문요양서비스 등 업무를 수행할 때 발생하는 성희롱은 「남녀고용평등과 일가정 양립지원에 관한 법률」에 의거하여 보호받을 수 있으므로 곤란한 상황 발생 시 시설장 또는 관리책임자에게 보고한다.

2) 성희롱의 구분 및 행위

① 언어적 행위

ㄱ. 음란한 농담이나 음탕하고 상스러운 이야기

ㄴ. 외모, 신체 등과 관련한 성적인 비유나 평가

ㄷ. 성적 관계를 강요하거나 회유하는 행위

ㄹ. 음란한 내용의 전화, 메시지를 보내는 행위 등

② 육체적 행위

ㄱ. 뒤에서 껴안기, 입맞춤, 포옹 등의 접촉

ㄴ. 특정 신체부위를 접촉하는 행위

ㄷ. 안마나 애무를 강요하는 행위 등

③ 시각적 행위

ㄱ. 음란한 사진, 그림, 낙서, 영상 등을 게시하거나 보여주는 행위

ㄴ. 음란한 영상물 등을 보내는 행위

ㄷ. 성과 관련된 자신의 특정 신체부위를 고의적으로 노출하거나 만지는 행위 등

④ 기타

ㄱ. 사회통념상 성적 굴욕감을 준다고 인정되는 언어나 행동

3) 성희롱의 대처 방안

① 장기요양기관에서의 역할

ㄱ. 성희롱 처리지침의 문서화

ㄴ. 피해자에게 불이익한 조치 금지

ㄷ. 성희롱 예방 교육

ㄹ. 사고발생 후 적절한 조치 등

② 현장에서의 대처 방안

ㄱ. 단호한 의사표시를 한다.

ㄴ. 외부기관의 도움을 받는다.

ㄷ. 평소 성폭력에 대한 지식과 대처방법을 숙지한다.

ㄹ. 상습적으로 계속되는 경우 녹취 또는 일지를 작성해둔다.

ㅁ. 기관의 담당자에게 보고한다.

03. 요양보호사의 직업윤리 및 자기관리

1. 다음 중 요양보호사가 마땅히 지켜야 하는 도덕적 가치관으로 옳지 않은 것은?

① 업무 수행 시 항상 친절한 태도로 예의바르게 행동한다.
② 업무 중 알게 된 대상자의 개인정보는 업무 종료 후 다른 사람과 공유가 가능하다.
③ 인종이 다르다 하여 대상자를 차별대우하지 않는다.
④ 대상자의 자기결정을 최대한 존중한다.
⑤ 업무와 관련하여 대상자의 가족에게 적극적으로 협력한다.

해설 요양보호사는 대상자의 사생활을 존중하며 업무상 알게 된 개인정보는 비밀로 유지해야 한다.
정답 ②

2. 다음 중 요양보호사의 윤리적 태도로 옳지 않은 것은?

① 요양보호 업무와 관련된 모든 직업인과 상호 협조한다.
② 전문가의 진단이 필요한 사항을 요양보호사가 판단하여 조언하지 않는다.
③ 장기요양서비스 제공에 따른 본인 부담금을 할인하거나 추가로 부담하게 하는 행위는 하지 않는다.
④ 요양보호 업무에 시간이 많이 할애되므로 교육훈련 프로그램은 참가하지 않아도 된다.
⑤ 제공해야 할 서비스 내용 및 방법이 확실하지 않은 때는 도움을 청한다.

해설 요양보호사는 요양보호 업무 수행에 필요한 교육훈련 프로그램에 적극적으로 참여하는 등 지속적으로 학습하고 계발하여야 한다.
정답 ④

3. 요양보호사가 법적 · 윤리적 책임을 다해야 하는 행위가 아닌 것은?

① 등급 판정 또는 장기요양 인정신청을 유도하는 행위
② 감독자에게 알리지 않고 근무지를 비우는 행위
③ 할당된 장소에서 근무를 거부하는 행위
④ 많은 업무를 비효율적으로 수행, 무능력, 태만
⑤ 대상자 또는 대상자의 가족으로부터 뇌물을 거절하는 행위

해설 대상자나 가족으로부터 돈을 빌리거나 뇌물 혹은 팁을 받는 행위를 범하지 말아야 한다.
정답 ⑤

4. 요양보호사가 대상자로부터 본인부담금 면제를 강요받은 경우 대처방안으로 옳은 것은? (27회, 28회 기출복원문제)

① 불법행위에 해당하므로 거절한다.
② 급여제공기록지를 수정하여 면제가 가능하도록 해준다.
③ 요양보호사의 재량으로 본인부담금을 일부 면제해준다.
④ 대상자에게 면제해주고 일부분을 현금으로 받는다.
⑤ 본인부담금 면제해준다.

해설 「노인장기요양보험법」 제69조를 설명하고, 불법행위를 신고하면 신고 포상금을 받을 수 있음을 이야기하며, 정중히 거절한다.
정답 ①

5. 대상자의 며느리가 한번 사용한 기저귀는 다시 재사용해도 괜찮으니 기저귀를 재사용할 것을 당부하였다. 요양보호사의 태도로 옳은 것은? (25회 기출복원문제)

① 며느리 몰래 기저귀를 갈아준다.
② 기저귀를 자주 갈아주지 않는다.
③ 재사용하면 발생하는 상황(욕창 등)을 설명하고 재사용하지 않는다.
④ 저렴한 기저귀로 바꿀 것을 요청한다.
⑤ 보호자가 원하는 대로 한다.

해설 '무해성의 원칙'에 어긋나는 행동으로 당사자에게 설명하고, 그럼에도 계속 강요를 하는 경우 다른 가족이나 관리책임자에게 상황에 대해 설명한다.
정답 ③

6. 다음 사례에서 요양보호사의 대처방안으로 옳은 것은?

대상자의 목욕을 도울 때마다 엉덩이를 만지며 성적발언을 한다.

① 묵묵히 목욕서비스를 한다.
② 대상자가 혼자 목욕하도록 둔다.
③ 해당 대상자의 요양보호업무를 그만둔다.
④ 언성을 높이며 거부의사를 한다.
⑤ 단호하게 거부한다.

해설 단호하게 거부하고 대상자의 가족과 관리책임자 혹은 시설장에게 이러한 상황을 알리겠다고 대상자에게 전한다. 반복되는 경우 서비스가 중단될 수 있음을 알린다.
정답 ⑤

7. 다음 중 시설생활노인 권리선언에 대한 내용으로 옳지 않은 것은?

① 시설 내·외부 활동에 신체적 구속을 받을 권리
② 개인 소유 재산과 소유물을 스스로 관리할 권리
③ 존경과 존엄한 존재로 대우받을 권리
④ 개인적 사생활과 비밀을 보장받을 권리
⑤ 우편, 전화 등 개인적 통신을 주고받을 권리

해설 시설 내·외부 활동에 신체적 구속을 받지 않을 권리
정답 ①

8. 시설생활노인 권리보호를 위한 윤리강령 중 다음에서 설명하는 권리로 옳은 것은?
(26회 기출복원문제)

노인이 시설의 모든 서비스에 자유롭게 접근하고 이용할 수 있는 기회를 부여해야 한다. 생활노인이 노인으로서 갖는 권리를 완전히 행사할 수 있도록 어떠한 차별, 감금, 방해, 강압 또는 보복 행위를 해서는 안 된다.

① 존엄한 존재로 대우 받을 권리 ② 차별받지 않을 권리

③ 사생활 보장에 대한 권리 ④ 불평의 표현과 해결을 요구할 권리
⑤ 자기결정권 행사의 권리

해설 존엄한 존재로 대우 받을 권리에 대한 설명이다.
정답 ①

9. 다음에서 설명하는 시설생활노인 권리보호를 위한 윤리강령으로 옳은 것은?

대상자의 월별 입소비용이 미납되어 식사 후 제공되는 간식서비스를 제한하였다.

① 가정과 같은 환경에서 생활할 권리
② 신체적 제한을 받지 않을 권리
③ 질 높은 서비스를 받을 권리
④ 존엄한 존재로 대우 받을 권리
⑤ 통신의 자유에 대한 권리

해설 질 높은 서비스를 받을 권리 : 월별 입소비용 미납 등 경제적 이유만으로 시설에서 제공하는 서비스 이용을 제한해서는 안 되며, 노인의 입소비용 문제해결을 위한 지지망을 개발하고, 노인의 전원 또는 퇴소 시까지 최선의 서비스를 제공해야 한다.
정답 ③

10. 대상자가 병원진료가 있는 날에는 항상 식사시간보다 늦게 시설에 도착하여 그 때마다 식은 밥을 먹어야 했다. 따뜻한 식사를 원하지만 눈치가 보여 말을 꺼내보지 못하였다. 해당 시설생활노인의 권리보호를 위한 윤리강령은 무엇인가?

① 불평의 표현과 해결을 요구할 권리
② 시설 내·외부 활동 참여의 자유에 대한 권리
③ 소유 재산의 자율적 관리에 대한 권리
④ 가정과 같은 환경에서 생활할 권리
⑤ 정보 접근에 대한 권리

해설 불평의 표현과 해결을 요구할 권리 : 노인의 의견이나 불평을 수렴하기 위한 공식적 절차를 마련하여 시행하여야 한다.
정답 ①

11. 다음 중 시설생활노인 권리보호를 위한 윤리강령 중 질 높은 서비스를 받을 권리에 해당하지 않는 것은? (27회 기출복원문제)

① 개인적 선호와 건강 및 기능 상태에 따라 다양한 영양급식을 제공해야 한다.
② 건강에 해롭다는 의학적 판정이 없어도 한 노인이 개인적으로 복용하는 약물을 금지시킬 수 있다.
③ 시설은 종사자의 능력계발을 위한 직무훈련과 교육기회를 충분히 부여하여 이들의 수발 및 서비스 능력을 제고하여야 한다.
④ 종사자는 직무수행상의 사고로 인해 노인에게 위험을 초래하지 않기 위하여 직무안전에 최선을 다해야 한다.
⑤ 노인은 자유롭게 전화를 이용할 수 있어야 한다.

해설 건강에 해롭다는 의학적 판정이 없는 한 노인이 개인적으로 복용하는 약물을 금지시킬 수 없다.
정답 ②

12. 시설생활노인의 권리보호를 위한 윤리강령 중 가정과 같은 환경에서 생활할 권리에 대한 설명으로 옳은 것은?

① 노인의 문화적 다양성을 인정하고 이에 따른 생활양식의 차이를 최대한 존중한다.
② 노인이 요구할 경우 건강상태와 치료, 수발, 제반 서비스에 관한 정보와 기록에 대한 접근을 허용하여야 한다.
③ 노인이 원하지 않는 경우를 제외하고는 면회나 방문객을 거부해서는 안 된다.
④ 공간이 허용하는 한 개별적인 수납공간을 제공하고, 적절하고 편안한 조명과 음향을 제공하여야 한다.
⑤ 노인이나 가족이 불평을 제기했다는 이유로 노인에게 차별이나 불이익을 주어서는 안 된다.

해설 ① 정치, 문화, 종교적 신념의 자유에 대한 권리
② 정보 접근과 자기결정권 행사의 권리
③ 시설 내·외부 활동 참여의 자유에 대한 권리
⑤ 불평의 표현과 해결을 요구할 권리
정답 ④

13. 다음 중 노인학대의 발생 배경에 대한 설명으로 옳지 않은 것은?

① 가치관 및 노인부양의식의 변화
② 노인인구의 급속한 증가에 따른 고령화 현상
③ 문제에 대한 사회적 지원체계의 한계
④ 가족구조와 가족기능의 변화
⑤ 경제적 풍요로움

해설 노인학대의 발생 배경
가치관 및 노인부양의식의 변화, 노인인구의 급속한 증가에 따른 고령화 현상, 문제에 대한 사회적 지원체계의 한계, 가족구조와 가족기능의 변화

정답 ⑤

14. 박씨 할머니는 외부에서 시설방문을 온 사람들이 맘대로 사진을 찍거나 방에 불쑥불쑥 들어와 구경하고 나가는 것을 보면 매우 불쾌하다고 한다. 이에 해당하는 시설 생활노인의 권리보호를 위한 윤리강령으로 알맞은 것은? (28회 기출복원문제)

① 소유 재산의 자율적 관리에 대한 권리
② 사생활 및 비밀 보장에 대한 권리
③ 불평의 표현과 해결을 요구할 권리
④ 존엄한 존재로 대우 받을 권리
⑤ 신체적 제한을 받지 않을 권리

해설 노인의 사생활을 보장하고, 다만 인지능력이 제한된 노인의 경우 관계자의 동의를 받은 후 노인의 서비스 증진을 위한 전문적 목적에 한하여 정보를 공개할 수 있다.

정답 ②

15. 어느 날 대상자의 가족이 대상자에게 학대하는 사실을 알았지만 요양보호사는 자신이 받을 피해가 무서워 모른척 하였다. 해당 요양보호사가 받는 처벌은 무엇인가?
(25회, 26회 기출복원문제)

① 100만 원 이상의 과태료
② 법적 처벌을 받지 않는다.
③ 요양보호 대상자의 교체
④ 300만 원 이하의 과태료 부과
⑤ 요양보호사 자격 박탈

해설 신고의무자의 신고의무 위반 시 300만 원 이하의 과태료가 부과된다.(「노인복지법」 제61조의2 제2항)

정답 ④

16. 다음 중 노인학대 유형에 대한 설명으로 옳지 않은 것은? (25~28회 기출복원문제)

① 유기 : 스스로 독립할 수 없는 노인을 격리하거나 방치하는 행위
② 성적 학대 : 성적 수치심을 유발하는 행위
③ 자기 방임 : 부양자로서 책임이나 의무를 이행하지 않거나 포기하여 노인의 의식주 및 의료를 제공하지 않는 행위
④ 신체적 학대 : 물리적인 힘, 도구 등을 이용하여 노인에게 신체적 손상, 고통을 주는 행위
⑤ 재정적 학대 : 노인의 자산을 당사자의 동의 없이 사용하거나 부당하게 착취하여 이용하는 행위

해설 방임 : 부양의무자로서 책임이나 의무를 의도적으로 거부 혹은 포기하여 노인의 의식주 및 의료를 제공하지 않는 행위

정답 ③

17. 다음에서 설명하는 노인학대의 유형으로 옳은 것은?

– 노인의 유언장 허위 작성 – 허락없이 부동산 매매 – 노인에게 빌린 돈이나 물건을 돌려주지 않는 행위

① 정서적 학대
② 재정적 학대
③ 방임
④ 유기
⑤ 자기 방임

해설 재정적 학대 : 노인의 자산을 당사자의 동의 없이 사용하거나 부당하게 착취하여 이용하는 행위 및 노동에 대한 합당한 보상을 하지 않는 행위를 말한다.

정답 ②

18. 다음 노인의 학대행위에 대한 유형으로 옳은 것은? (28회 기출복원문제)

- 노인만 따로 식사를 하게 한다.
- 비웃거나 조롱을 한다.
- 노인이 수치심을 느끼게 하는 모욕적인 말을 한다.
- 대상자를 가족과 친구로부터 격리한다.

① 자기 방임　② 신체적 학대
③ 성적 학대　④ 언어 · 정서적 학대
⑤ 재정적 학대

해설 언어 · 정서적 학대는 비난, 모욕, 위협, 협박 등의 언어 및 비언어적 행위를 통하여 노인에게 정서적으로 고통을 주는 것을 말한다.

정답 ④

19. 다음 노인의 학대행위에 대한 유형으로 옳은 것은? (25회 기출복원문제)

- 노인이 사고를 당할 수 있는 위험한 상황에 처하게 한다.
- 필수 생활비, 생계비 지원을 하지 않는다.
- 가출해도 찾지 않는다.

① 방임　② 재정적 학대
③ 자기 방임　④ 성적 학대
⑤ 언어 · 정서적 학대

해설 방임 : 부양의무자로서의 책임이나 의무를 의도적 혹은 비의도적으로 거부, 불이행 혹은 포기하여 노인에게 의식주 및 의료를 적절하게 제공하지 않는 것을 말한다.

정답 ①

20. 다음 노인의 학대행위에 대한 유형은 무엇인가? (27회 기출복원문제)

– 본인이 할 능력이 부족하거나 어떤 이유로 노인도 모르는 사이에 심신의 문제가 발생한다. – 노인 스스로 할 수 있음에도 포기하거나 관리하지 않아 심신의 문제가 발생한다.

① 신체적 학대
② 자기 방임
③ 유기
④ 성적 학대
⑤ 재정적 학대

해설 자기 방임 : 노인 스스로 최소한의 자기보호 관련 행위를 의도적으로 포기하여 심신이 위험한 상황 또는 사망에 이르게 되는 경우를 말한다.

정답 ②

21. 다음에 해당하는 학대행위로 옳은 것은? (26회 기출복원문제)

– 노인을 길, 시설 및 낯선 장소에 버린다. – 노인을 강제적으로 반감금 형태 시설에 보내 집으로 돌아오지 못하게 한다. – 거동이 불편한 노인을 시설에 맡긴 후 연락을 두절한다.

① 신체적 학대
② 성적 학대
③ 재정적 학대
④ 유기
⑤ 자기 방임

해설 유기 : 스스로 독립할 수 없는 노인을 격리하거나 방치하는 행위를 말한다.

정답 ④

22. 요양보호사가 스트레칭을 할 때의 주의사항으로 옳지 않은 것은? (26회 기출복원문제)

① 천천히 안정되게 한다.
② 통증을 느낄 때까지 스트레칭을 한다.
③ 같은 동작은 2~3회 반복한다.
④ 호흡은 편안하고 자연스럽게 한다.
⑤ 스트레칭된 자세로 10~15초 정도 유지한다.

해설 통증은 근육의 긴장과 부상을 초래할 수 있으므로 통증을 느끼지 않고 시원하다는 느낌이 드는 범위에서 해야 한다.
정답 ②

23. 요양보호사의 스트레스 대처방법으로 옳은 것은?

① 숙면
② 도피
③ 좌절
④ 회피
⑤ 폭언

해설 스트레스 대처방안에는 생각의 변화, 생활양식의 변화, 숙면, 운동, 감정표현, 대인관계, 업무관리가 있다.
정답 ①

24. 대상자가 옴에 걸린 경우 대처방안으로 옳지 않은 것은? (27회 기출복원문제)

① 내의, 침구류 등을 삶아서 빨거나 다림질 한다.
② 병원에서 연고와 로션을 처방받는다.
③ 감염력이 매우 강하므로 항상 주의깊게 관찰해야 한다.
④ 옴이 발생한 대상자만 치료받으면 된다.
⑤ 개인위생을 철저하게 한다.

해설 대상자는 물론, 동거가족이나 요양보호사도 동시에 치료해야 한다.
정답 ④

25. 요양보호사가 방문요양서비스 대상자에게 업무를 수행하는 과정에서 성희롱이 발생하는 경우 요양보호사의 대처방법으로 옳지 않은 것은? (25회, 28회 기출복원문제)

① 평소 성폭력에 대한 충분한 예비지식과 대처방법에 대해 숙지한다.
② 감정적인 대응은 삼가되, 단호하게 거부의사를 표현한다.
③ 기관의 담당자에게 보고하여 적절한 조치를 취하도록 한다.
④ 혼자 단독적으로 해결하려고 노력한다.
⑤ 성희롱 시 가해자가 받을 수 있는 불이익과 향후 대처계획을 명확히 설명한다.

해설 외부기관의 도움을 요청하거나 기관의 담당자에게 보고하여 적절한 조치를 취하도록 한다.
정답 ④

04. 요양보호 대상자 이해

1. 노년기 특성

인간은 누구나 노화과정을 거치며 신체적·심리적 변화를 겪게 된다. 개인의 생활양식에 따라 다른 양상으로 나타날 수 있지만 누구에게나 공통적인 특성이 있다.

(1) 신체적 특성

1) 노인의 신체적 변화

① 세포의 노화
② 방어능력의 저하
③ 예비능력의 저하
④ 회복능력의 저하
⑤ 비가역적[1] 진행

노화는 점차적으로 일어나는 진행성 과정으로 인간의 노력으로 수정되지 않는 비가역적인 방향으로 진행된다.

(2) 심리적 특성

1) 우울증 경향의 증가

① 불면증, 식욕부진, 체중감소, 기억력 저하, 흥미와 의욕상실 등
② 주변 사람들에게 적대적으로 대하거나 타인을 비난하는 등의 행동을 나타내기도 한다.

2) 내향성 및 수동성의 증가

① 사회적 활동 감소, 타인과의 만남 기피 등

---

1) 비가역적 : 되돌릴 수 없는 상태로 노화는 인간의 노력으로 역반응이 불가능하다.

② 내면으로 향하는 심적 에너지로 인해 내향성이 나타난다.

3) 조심성의 증가

① 결단, 행동이 느려지고 매사에 신중해진다.

② 문제에 대해 대답을 망설이거나 때로는 중립을 지킨다.

4) 경직성의 증가

① 매사에 융통성이 사라지고, 새로운 변화를 싫어하며, 도전적인 일을 꺼려한다.

② 자신에게 익숙한 습관적인 태도나 방법을 고수한다.

5) 생에 대한 회고의 경향

① 지나온 일생의 여러 요인들을 떠올리게 된다.

② 회고를 통해 응어리졌던 감정을 해소해 주는 역할을 한다.

6) 친근한 사물에 대한 애착심

① 정서적 안정감, 안도감, 자아정체감을 유지하기 위해 애착을 보인다.

② 애착을 통해 지나온 과거를 회상하거나 마음의 안락을 찾는 데 도움이 된다.

7) 시간 전망의 변화

그동안 살아 온 세월보다 앞으로 남은 시간을 계산한다.

8) 유산을 남기려는 경향

죽음의 필연성을 인식하고 생명이 유한하다는 것을 자각하면서 자신이 이 세상에 다녀갔다는 흔적을 후세에 남기고자 한다.

9) 의존성의 증가

신체적, 경제적, 사회적 기능이 저하되기 때문에 의존성이 증가한다.

(3) 사회적 특성

1) 직업상실 및 경제력 상실

① 직업상실로 인한 영향

ㄱ. 경제적 빈곤

ㄴ. 유대감 상실

ㄷ. 사회적 신분과 지위 상실감

ㄹ. 빈 집에 홀로 남은 것 같은 정신적 고통

ㅁ. 남성의 퇴직 후 가사활동에 참여하면서 발생하는 대립적 갈등

2) 배우자와 친족의 상실 및 자녀의 결혼

ㄱ. 배우자나 친구와 사별하는 경우 죽음이 현실화되면서 심한 허무감, 절망감, 고독감을 느낌

ㄴ. 여성은 남성에 비해 평균수명이 더 길어 수년간 홀로 남겨지고, '빈 둥지증후군' 등으로 노후에 대한 초조함과 불안감을 느낌

ㄷ. 남성은 집안에서 가장의 자리를 아들에게 인계함에 대해 고독감을 느낌

2. 노인과 가족관계

(1) 노인 거주형태의 변화

현대사회는 과거에 비해 기혼자녀와의 동거는 줄어든 반면, 혼자 살거나 노부부끼리만 사는 세대가 늘어나는 추세이다.

(2) 가족관계

1) 부부관계

① 역할변화의 적응 : 퇴직으로 인해 남편의 역할이 사회로부터 가정으로 돌아옴에 따라 부부간의 관계가 동반자로 전환하게 된다. 부부 공통의 화제나 취미생활을 공유함으로써 노년기 부부관계를 긍정적으로 유지한다.

② 성적 적응 : 노년기 부부관계에서 성은 자연스러운 일이고, 인간 본능의 차원이다. 노인 스스로나 사회적으로도 노인의 성적 관심과 욕구 충족을 금기시하는 태도를 바꾸어야 한다.

③ 배우자 사별에 대한 적응 : 보통 여성의 수명이 남성보다 더 길기 때문에 대략 70%의 여성이 남편과 먼저 사별하게 된다. 혼자 남겨질 노인이 변화된 삶에 적응하기 위해서는 가족이나 주변 사람의 도움이 필요하다.

[배우자 사별에 대한 적응단계]

1단계(상실감의 시기로 우울감과 비탄) → 2단계(배우자 없는 생활을 받아들이고, 혼자된 사람으로서 정체감을 수립) → 3단계(적극적으로 혼자 사는 삶을 개척)

2) 부모와 자녀관계

부모와 자녀가 따로 살고 있지만, 자녀와의 빈번한 상호작용을 통해 실질적인 부양을 받는 수정확대가족 형태가 증가하고 있는 추세이다.

3) 고부관계

① 과거 : 며느리가 시어머니에 대해 절대적 복종형태를 띄는 일방적인 관계

② 현재 : 고부간의 학력 차이, 가계관리권 등으로 시어머니가 며느리에 대한 의존적, 협력적인 형태

③ 고부갈등은 가치관과 세대차이로 인한 필연적인 현상이므로 노인 스스로가 삶을 활기차게 살아가고자 하는 노력이 필요하다.

4) 조부모와 손자녀관계

노년기에 손자녀는 삶의 활력과 탄력을 제공한다. 조부모의 사랑은 손자녀의 긍정적인 자아를 발달시키는 데 기여하고, 손자녀의 성장을 통해 대리만족을 얻을 수 있다.

5) 형제자매관계

형자재매는 일생을 서로에게 많은 영향을 미치게 되는데, 일반적으로 노년기에 이르면 과거에 존재했던 경쟁심이나 갈등이 수용되고, 상호이해와 동조성이 강화되는 경향을 나타낸다.

3. 노인부양의 문제와 해결방안

(1) 노인부양의 문제

인구 고령화로 부양해야 할 노인이 증가하고 있다. 65세 이상 노인을 대상으로 가장 크게 경험하는 어려움을 조사하였을 때 초기 노인(65~69세)은 경제적인 어려움이라고 응답하였고 후기 노인(80세 이상)은 건강문제라고 응답하였다.

(2) 노인부양 문제의 4가지 해결방안

1) 사회와 가족의 협력

공적 부양(국가나 사회)과 사적 부양(가족 등)을 협력적으로 병행해야 한다.

2) 세대 간의 갈등조절

자녀와 부모가 서로에 대한 지나친 기대와 의존심을 내려놓고, 동등한 인격체로 서로 존중하고 상호작용해야 한다.

3) 노인의 개인적 대처

편안한 노후생활을 위해 장기적인 경제적 전략을 수립하거나 각종 사회교육프로그램을 통해 재교육기회를 갖는다.

4) 노인복지정책 강화

재가서비스, 다양한 활동지원, 사회참여 활성화 등을 유도하는 정책이 필요하다.

04. 요양보호 대상자 이해

1. 인간의 노화과정 중 신체적 변화가 아닌 것은?

① 방어능력의 저하
② 세포의 노화
③ 가역적 진행
④ 예비능력의 저하
⑤ 회복능력의 저하

해설 비가역적 진행 : 노화는 점차적으로 일어나는 진행성 과정이며, 인간의 노력으로 수정되지 않는 비가역적인 방향으로 진행된다.

정답 ③

2. 다음 중 노년기 특성 중 사회적 특성으로 옳지 않은 것은?

① 경제적 부유
② 배우자의 상실
③ 사회적 지위 상실감
④ 유대감 상실
⑤ 자녀의 결혼

해설 노년기에는 직업상실로 인해 경제적으로 빈곤해진다.

정답 ①

3. 인간의 노화 중 심리적 특성의 변화로 옳지 않은 것은?

① 조심성의 증가
② 경직성의 증가
③ 우울증 경향의 증가
④ 시간 전망의 변화
⑤ 내향성 및 수동성의 감소

해설 내향성 및 수동성의 증가 : 청장년기에는 심적 에너지가 바깥 사회생활로 향해 있다가 노년기에 접어들면서 내면으로 향하기 때문에 내향성이 증가한다.

정답 ⑤

4. 배우자 사별에 대한 적응 단계 중 적극적으로 혼자 사는 삶을 개척하는 단계로 옳은 것은? (27회 기출복원문제)

① 1단계
② 2단계
③ 3단계
④ 4단계
⑤ 5단계

해설 1단계 : 상실감의 시기, 우울감과 비탄
2단계 : 배우자 없는 생활을 받아들임, 혼자된 사람으로서 정체감 수립
3단계 : 적극적으로 혼자 사는 삶을 개척

정답 ③

5. 노인부모가 자녀와 근거리에 살면서 부양을 받는 새로운 가족형태를 나타내는 용어는 무엇인가? (25회 기출복원문제)

① 양육 가족
② 울타리양육형태
③ 1인 가구증가
④ 다문화가족
⑤ 수정확대가족

해설 수정확대가족은 부모와의 동거가 실질적으로 어려워지면서 노인부모가 근거리에 살면서 자녀의 부양을 받는 형태를 말한다.

정답 ⑤

CHAPTER 02

요양보호 관련 기초지식

CHAPTER 02

요양보호 관련 기초지식

01. 노화에 따른 신체 · 심리적 변화와 질환

1. 노화에 따른 장기별 특성

(1) 소화기계

① 맛을 느끼는 세포수가 점차 줄어 미각이 둔화된다.
② 충치, 의치, 치아 탈락 등의 불편감 때문에 음식을 씹기 어렵다.
③ 소화능력이 저하된다.
④ 소화능력의 저하로 변비, 설사, 구토증상 등이 생긴다.
⑤ 췌장에서의 호르몬 분비 감소로 당내성이 떨어져 당뇨병에 걸리기 쉽다.
⑥ 간 기능이 약화된다.
⑦ 항문 괄약근의 긴장도가 떨어져 요실금, 변실금이 발생할 수 있다.

(2) 호흡기계

① 신체조직 내 수분 함유량의 감소로 들이마시는 공기를 효과적으로 가습하지 못한다.
② 폐활량의 저하로 쉽게 숨이 찬다.
③ 기관지 내 분비물 증가로 호흡기계 감염에 쉽게 걸린다.
④ 섬모운동 저하, 기침반사 저하 등으로 미세물질을 잘 걸러내지 못한다.

(3) 심혈관계

① 심장 근육양의 증가로 근긴장도나 탄력성이 약화되어 최대 심박출량과 심박동수가 감소한다.

② 심내막과 외막조직은 노화에 따라 탄력을 잃게 되고 이런 조직의 섬유화와 경화가 증가함에 따라 말초혈관으로부터 중심으로의 정맥 귀환이 감소된다.
③ 위치변화에 순환기계가 즉각 적응할 수 없게 됨에 따라 직립성 저혈압이 발생한다.
④ 심장근육 펌프작용의 감소와 정맥의 경화가 함께 작용하여 하지에 부종과 정맥류를 일으킨다.

(4) 근골격계

① 척추간판이 오그라들어 키가 줄어든다.
② 곱사등처럼 머리를 낮추며 가슴을 향하여 보게 된다.
③ 관절의 활막이 탄력성을 잃고 관절면이 마모되어 염증, 통증, 기형이 초래된다.
④ 하악골의 쇠약은 치아 상실의 주원인이다.
⑤ 뼈의 질량 감소로 골격이 얇아지고 약해져 작은 충격에도 골절되기 쉽다.

(5) 비뇨 · 생식기계

① 여성은 에스트로겐 생산 감소로 인해 난소가 작아지고 기능도 점차적으로 감퇴된다.
② 에스트로겐 분비의 감소로 질벽이 얇아지고 탄력이 줄어들며, 질의 윤활작용이 약해져 성교가 어렵고, 성교 시 통증을 유발하게 된다.
③ 남성은 테스토스테론 생산이 점점 줄어들고 동맥 혈관에 변화가 나타나 음경이 발기되는데 더 많은 자극과 자극 시간이 요구된다.
④ 방광 근력이 저하되어 방광이 완전히 비워지지 않게 되고 요류의 힘이 약해진다.
⑤ 방광, 대뇌기능의 저하 등으로 인한 빈뇨증, 요실금, 야뇨증이 생긴다.

(6) 피부계

① 피부가 건조하고, 표피가 얇아져 탄력이 감소한다.
② 피하의 지방층이 줄고 수분이 소실되어 건조해지고, 주름살이 생기며, 눈꺼풀이 늘어지고 이중턱이 된다.
③ 노인성 반점이라 불리는 갈색 반점이 생긴다.
④ 머리카락은 전반적으로 가늘어지고 모근의 멜라닌 생성 세포가 소실되어 탈색이 된다.
⑤ 피부가 회색으로 변하고 검버섯 등이 생긴다.

(7) 신경계

① 신경세포의 기능이 저하된다.
② 근육의 긴장과 자극 반응성의 저하로 신체활동이 감소된다.
③ 단기기억은 감퇴되나 장기기억은 대체로 유지된다.
④ 앞으로 구부린 자세와 느리고 발을 끄는 걸음걸이 자세가 나타난다.
⑤ 균형을 유지하는 능력과 신체를 바르게 유지하는 능력이 감소된다.

(8) 감각기계

① 시각은 각막반사가 저하되어 손상이나 감염 시 둔감해진다. 각막 주변에 누르스름해진 노인환이라고 하는 지방 침적물이 생긴다.
② 청력이 감퇴한다.
③ 미각의 감소로 신맛과 쓴맛은 잘 느끼고, 단맛과 짠맛에는 둔해진다.
④ 후각세포의 감소로 후각의 변화가 나타난다.
⑤ 통증에 대한 민감성이 감소되어 둔감한 반응을 나타낸다.

(9) 내분비계

① 췌장의 베타세포에서 인슐린의 분비가 느리고, 그 양 또한 불충분하다.
② 근육질량이 감소되기 때문에 기초대사율이 떨어진다.

③ 공복 시 혈당이 증가한다.
④ 갑상선 크기가 줄어 갑상선 호르몬의 분비가 감소한다.
⑤ 포도당 대사 능력이 감소되고, 인슐린에 대한 민감성 감소로 쉽게 고혈당이 된다.

(10) 심리 · 정신계

① 친근한 사물에 대한 애착심
② 조심성의 증가
③ 우울증 경향의 증가
④ 의존성의 증가
⑤ 시간 전망의 변화

2. 소화기계

소화기계는 음식을 섭취하는 입에서 시작하여 고체 찌꺼기가 신체 밖으로 배출되는 항문으로 끝나는 관으로 구강, 인후, 식도, 위, 소장 및 대장을 포함한다.

(1) 주요질환과 원인 및 증상

1) 위염

① 위 : 상복부 가운데에 위치하며 주머니 모양을 하고 있다. 위로는 식도와 연결되고 아래로는 십이지장과 연결되어 있다. 가장 중요한 기능은 섭취한 음식을 잠시 보관하면서 잘게 부수고, 적당한 속도로 소장으로 배출하는 것으로 음식물의 소화와 관련된 성분들이 분비된다.
② 위염 : 위 점막의 염증을 의미하며 급성 위염과 만성 위염으로 구분한다.
ㄱ. 급성 위염 : 갑자기 발생하는 위 점막의 염증
ㄴ. 만성 위염 : 급성 위염이 완치되지 못하고 방치되거나 재발하는 위 점막의 염증

③ 원인과 증상

ㄱ. 자극적인 음식, 과식 등 무절제한 식습관

ㄴ. 병원균이 포함된 부패한 음식 섭취

ㄷ. 치아 문제로 음식물을 충분히 씹지 못한 채 섭취

ㄹ. 급성 위염의 경우 식사 후 위가 무겁거나 팽창한 듯한 느낌

ㅁ. 명치의 통증, 트림, 구토

④ 치료 및 예방

ㄱ. 하루 정도 금식을 통해 위의 부담을 덜고 구토를 조절한다. 단, 물을 자주 마셔 탈수를 예방하고, 충분한 휴식으로 전신을 쉬게 하는 것이 중요하다.

ㄴ. 과식, 과음을 피하고, 자극적인 음식을 피하며, 규칙적인 식사를 한다.

ㄷ. 처방받은 제산제, 진정제 등의 약물을 사용하여 치료한다.

2) 위궤양

① 위벽의 점막뿐만 아니라 근육층까지 손상이 있는 위장병을 말한다.

② 원인과 증상

ㄱ. 잘못된 식습관과 자극적인 음식물로 인한 위 점막 자극

ㄴ. 스트레스

ㄷ. 위 내 박테리아에 의한 감염

ㄹ. 속쓰림, 소화불량, 심한 경우 위 출혈, 위 천공, 위 협착

③ 치료 및 예방

ㄱ. 약물요법, 식이요법, 충분한 수면, 심신 안정

ㄴ. 위 출혈, 천공, 협착 등의 증상이 발생한 경우에는 반드시 병원치료를 받아야 한다.

3) 위암

- 조기 위암 : 암세포가 점막 또는 점막하층에만 퍼져있는 상태
- 진행성 위암 : 점막하층을 지나 근육층 위로 뚫고 나온 상태

① 원인과 증상

ㄱ. 위암의 가족력, 위축성 위염, 악성 빈혈 등의 병력

ㄴ. 흡연

ㄷ. 증상이 잘 나타나지 않아 조기 위암의 경우 약 80% 이상에서 특별한 증상이 없이 우연히 발견되는 경우가 많음

ㄹ. 체중감소, 소화불량, 식욕감퇴, 속쓰림, 오심, 복부 통증이나 불편감

ㅁ. 빈혈, 피로, 권태감

② 치료 및 예방

ㄱ. 수술, 화학요법, 방사선 치료

ㄴ. 수술 후 정기적인 검진

ㄷ. 균형 잡힌 영양가 있는 식사

4) 대장암

① 맹장, 결장과 직장에 생기는 악성 종양으로 대장의 가장 안쪽 표면인 점막에서 발생

② 원인과 증상

ㄱ. 장 용종이 심해져 발생, 가족력, 궤양성 대장염

ㄴ. 잦은 알코올, 고지방, 고칼로리, 저섬유소 섭취

ㄷ. 장 습관의 변화와 장폐색, 설사, 변비

ㄹ. 혈변, 직장출혈, 점액 분비

③ 치료 및 예방

ㄱ. 수술, 화학요법, 방사선 요법을 시행함으로써 재발률을 줄이기도 하

지만 많은 부작용이 나타나므로 정기적인 검진이 매우 중요하다.

④ 대장암 환자의 식이요법

ㄱ. 영양가 있는 식품 섭취

ㄴ. 동물성 식품의 섭취를 줄이고 식물성 지방 섭취

ㄷ. 가공식품, 인스턴트식품, 훈연식품 피하기

ㄹ. 금연, 절주

5) 설사

① 일반적으로 70~90%의 수분이 포함된 물과 같은 대변을 매일 200g 이상 또는 그 횟수가 하루 2~3회 이상인 상태

② 원인과 증상

ㄱ. 장의 감염, 신경성 자극

ㄴ. 장 내용물에 의한 자극, 장벽의 병변

ㄷ. 소화기능의 저하

ㄹ. 1회~수십 회 수분이 많은 상태의 변 배출

③ 치료 및 예방

ㄱ. 감염증인 경우 의사의 진단에 따라 약물요법을 실행한다.

ㄴ. 유해한 장 내용물에 의한 경우에는 장내 유해물질을 배출한다.

ㄷ. 기생충이 원인인 설사는 구충제를 사용한다.

ㄹ. 신경성 설사인 경우 진정제를 투약한다.

ㅁ. 문제를 일으키는 음식을 파악해서 피한다.

ㅂ. 지사제는 반드시 의사의 지시에 따라 복용한다.

6) 변비

- 변을 보는 횟수가 일주일에 2~3회 이하인 경우

- 변을 볼 때 힘이 들고 변의 딱딱한 정도가 아주 심한 경우
- 변을 볼 때 많은 시간이 필요한 경우
- 잔변감이 3개월 이상 지속되는 경우

① 원인과 증상

ㄱ. 장운동 저하

ㄴ. 복부근육의 힘 약화

ㄷ. 수분과 섬유질을 포함한 음식 섭취의 감소

ㄹ. 스트레스, 우울과 같은 심리적 요인

ㅁ. 대장암, 뇌졸중, 심부전 등의 합병 증상

ㅂ. 배변횟수 감소(1주 2~3회 이하), 배변무게 감소(하루 35g 미만), 배변의 어려움

② 치료 및 예방

ㄱ. 식물성 식이섬유, 유산균이 다량 포함된 음식물, 다량의 물 섭취

ㄴ. 규칙적인 식사시간과 배변습관

ㄷ. 변의가 생기면 즉시 화장실을 찾음으로써 배변 시기를 놓치지 않는다.

3. 호흡기계

호흡기계는 공기를 폐로 전달하는 공간과 통로로 비강, 인두, 후두, 기관, 기관지 그리고 폐로 이루어져 있다.

(1) 주요질환과 원인 및 증상

1) 만성기관지염

기관지의 만성적 염증으로 기도가 좁아지는 것을 말한다.

① 원인과 증상

ㄱ. 흡연, 매연에의 노출

ㄴ. 세균성 혹은 바이러스성 감염

ㄷ. 부종, 과체중, 검은 피부색

ㄹ. 희거나 회색 또는 점액성의 화농성 객담, 피가 섞인 가래, 호흡곤란

② 치료 및 예방

ㄱ. 금연, 기관지 자극을 감소시킨다.

ㄴ. 심호흡과 기침을 하여 기관지 내 가래 배출을 용이하게 한다.

ㄷ. 지나치게 뜨겁거나 차가운 음식, 자극적인 음식은 피한다.

2) 폐렴

세균, 바이러스, 곰팡이, 화학물질에 의해 폐 조직에 염증이 생긴 상태를 말한다.

① 원인과 증상

ㄱ. 세균성 폐렴(포도상구균, 연쇄상구균, 폐렴간균, 레지오넬라균), 바이러스성 폐렴(독감 바이러스 감염, 기타 바이러스성 감염 질환), 흡인성 폐렴(음식물 등 이물질이 기도 내로 넘어가 기관지나 폐에 염증을 유발)

ㄴ. 두통, 근육통, 고열, 기침, 흉통, 호흡곤란, 마른기침 등

② 치료 및 예방

ㄱ. 세균성 폐렴은 항생제 치료를 한다.

ㄴ. 산소 공급, 체위 변경, 기침 및 심호흡으로 체내 혈액의 산소농도를 적절하게 유지한다.

ㄷ. 규칙적인 환기와 적절한 습도 및 온도를 유지한다.

ㄹ. 외출 후 손발을 깨끗이 씻고, 사람이 많은 장소의 출입을 제한한다.

3) 천식

기도의 만성 염증성 질환인 상태로, 약한 자극에도 기관지 벽이 부풀어 오르는 부종과 근육이 수축해서 기도가 좁아지는 상태 그리고 여러 가지 자극에 대해 기도가 과민반응을 보이는 상태를 말한다.

① 원인과 증상

ㄱ. 감기, 비염 등

ㄴ. 꽃가루, 집먼지 진드기, 강아지나 고양이 털 및 배설물, 곰팡이

ㄷ. 대기오염, 황사, 매연, 먼지 등의 자극 물질, 자극적인 냄새, 담배 연기

ㄹ. 기침, 호기성 천명음(숨을 내쉴 때 씩씩거리는 호흡음), 호흡 곤란

ㅁ. 흉부 압박감(가슴이 답답하거나 불쾌감)

ㅂ. 기도 경련

② 치료 및 예방

ㄱ. 집안 내부의 깨끗한 공기질 개선(곰팡이, 세균 등)

ㄴ. 운동 30분 전 천식증상이 나타나면 기관지 확장제를 사용

ㄷ. 침구류는 먼지를 없애기 위해 뜨거운 물로 세탁

ㄹ. 처방받은 약물을 정확하게 투여하되, 처방받지 않은 약물은 투여하지 않는다.

4) 폐결핵

결핵균에 의해 발생하는 감염성 질환으로, 결핵균에 감염되었어도 모두 발병하는 것은 아니고 감염된 사람의 5~10%만 발병한다. 특히 알코올 중독, 영양실조, 당뇨병 등을 가지고 있으면 발병률이 높은 것으로 알려져 있다.

① 원인과 증상

ㄱ. 알코올, 약물 중독, 호흡기 감염

ㄴ. 당뇨병, 악성 종양, 만성 선부전 등과 같은 질병

ㄷ. 스테로이드와 같은 면역억제제 사용
ㄹ. 초기에는 대부분 증상이 없으나 우연히 흉부방사선 촬영에서 발견되는 경우가 많음
ㅁ. 오후에 고열이 있다가 늦은 밤에 식은땀과 함께 열이 내리는 증상
ㅂ. 피로감, 식욕부진, 체중감소, 마른기침, 가슴통증 등

② 치료 및 예방
ㄱ. 주기적인 간기능 검사와 객담 검사
ㄴ. 약물 투여로 인한 말초선경염의 증상이나 위장장애, 홍조, 피부 발진, 가려움증, 발열 같은 부작용을 관찰

4. 심혈관계

혈액, 심장, 혈관으로 구성되며 우리 몸을 구성하고 있는 세포들이 필요로 하는 산소와 영양분을 각 조직과 세포로 운반하고, 대사산물인 노폐물을 몸 밖으로 내보내는 작용을 한다.

(1) 주요질환과 원인 및 증상

1) 고혈압

어떤 원인에 의해 혈관이 좁아지거나 심장이 한번에 내보내는 혈액의 양이 늘어나면 혈압이 높아지게 된다. 가장 이상적인 혈압은 120/80mmHg 이하이다.

① 원인과 증상
ㄱ. 본태성 고혈압 : 유전, 흡연, 과도한 음주, 스트레스, 과식, 운동부족, 비만 등
ㄴ. 이차성 고혈압 : 다른 질병의 합병증으로 발생한 고혈압(심장병, 신장질환, 내분비질환, 임신중독증 등)으로 원인이 되는 질병이 치료되

면 혈압도 저하될 수 있다.

ㄷ. 뇌동맥의 파열로 뇌졸중 혹은 사망

ㄹ. 뒷머리가 뻐근하게 아프고 어지럽거나 흐리게 보임

② 치료 및 예방

ㄱ. 규칙적인 혈압 측정으로 혈압의 변화를 주의깊게 관찰한다.

ㄴ. 혈압약을 꾸준히 복용한다. (반드시 의사와 상의하여 약물의 종류와 용량을 결정하고, 마음대로 용량을 증감하거나 중단하면 안 된다.)

ㄷ. 저염식이, 저지방식이의 식습관 개선

ㄹ. 스트레스를 피하고, 규칙적인 운동을 한다.

ㅁ. 체중조절, 금연, 절주

2) 동맥경화증

동맥 혈관의 안쪽 벽에 지방이 축적되어 혈관 내부가 좁아지거나 막혀 혈액의 흐름에 장애를 일으키고, 혈관벽이 굳어지면서 발생하는 질병을 말한다.

① 원인과 증상

ㄱ. 지방대사 이상, 콜레스테롤이나 지방 섭취 과다

ㄴ. 스트레스, 비만, 흡연, 운동부족, 과음, 폐경, 고지혈증, 당뇨병 등이 주요원인이다.

ㄷ. 뇌경색, 뇌출혈, 협심증, 심근경색 등의 관상동맥질환

ㄹ. 불면증, 언어장애, 뇌졸중 발작, 의식장애 등

ㅁ. 혈액순환 기능이 심각하게 감소되면 하지 조직 괴사

ㅂ. 머리가 무겁고 머리가 아프거나 뒷골이 당기며 현기증, 기억력 저하

② 치료 및 예방

ㄱ. 금연, 고혈압 및 당뇨병 관리

ㄴ. 규칙적인 운동과 저염식이, 저지방식이 실천

[뇌졸중 조기 발견 방법]

Face : '웃어보세요.' 입모양이 삐뚤어지고 평소와 다른 경우

Arm : '양손을 들어보세요.' 손을 대칭적으로 들어올리지 못하는 경우

Speech : '말해보세요.' 침을 흘리거나 말을 제대로 못하는 경우

Time : 위의 상황에 해당하면 즉시 병원으로 가야 한다.

3) 심부전

심장의 수축력 저하로 신체조직의 대사에 필요한 혈액을 심장이 충분히 내보내지 못하는 상태를 말한다.

① 원인과 증상

ㄱ. 심근허혈 또는 심근경색, 고혈압, 당뇨, 부정맥 등

ㄴ. 좌식 호흡, 식욕상실, 의식혼돈, 현기증

ㄷ. 지속적인 기침과 객담 배출

ㄹ. 걷기, 계단오르기, 쇼핑하기 등 운동 시 심한 호흡곤란

② 치료 및 예방

ㄱ. 약물치료 요법

ㄴ. 염분을 제한하는 식습관 변화, 규칙적인 운동

ㄷ. 금연, 스트레스 조절

4) 빈혈

노인에게 흔히 나타나는 빈혈은 철분이 부족하여 발생한다.

① 원인과 증상

ㄱ. 위장관에서 출혈이 되는 경우(위궤양, 십이지장궤양, 치질, 암 등)

ㄴ. 철분의 부족

ㄷ. 어지러움, 집중력 장애

② 치료 및 예방

ㄱ. 식이요법으로 철분 섭취

ㄴ. 비타민 C와 철분제제를 처방받아 복용한다.

ㄷ. 출혈이 원인인 경우 의사와 상의하여 이를 먼저 해결한다.

5. 근골격계

근육이나 힘줄, 인대, 연골, 뼈 등의 조직으로 구성되어 다양한 기능을 한다. 뼈 안에 있는 붉은 골수는 적혈구와 혈소판, 백혈구를 생성한다. 늑골, 골반과 같은 구조물은 내부 장기가 쉽게 손상되지 않도록 보호한다.

(1) 주요질환과 원인 및 증상

1) 퇴행성 관절염

관절 질환 중 가장 흔히 나타나며, 뼈의 끝부분을 덮고 있으면서 뼈를 보호해 주는 연골(물렁뼈)이 닳아서 없어지거나 다양한 원인으로 관절에 염증성 변화가 생긴 상태를 말한다.

① 원인과 증상

ㄱ. 노화, 유전적인 요소와 환경적인 요소의 복합적인 작용

ㄴ. 관절을 싸고 있는 조직의 퇴화와 계속적인 마찰 및 연골의 탄력성 저하

ㄷ. 관절 부위의 통증

ㄹ. 관절의 변형

② 치료 및 예방

ㄱ. 약물치료와 온·냉요법, 마사지, 물리치료

ㄴ. 관절의 부담 완화를 위한 체중조절

ㄷ. 통증이 악화되지 않는 범위 내에서 규칙적인 운동

2) 골다공증

뼈조직에서 뼈세포의 상실로 골밀도가 낮아지고 골절을 일으키기 쉬운 상태가 되는 대사성 질환으로 뼈에 구멍이 많이 생겨 마치 스펀지 같이 된 상태를 뜻한다.

① 원인과 증상

ㄱ. 중년기 이후 여성, 폐경, 여성호르몬의 결핍

ㄴ. 칼슘 섭취 불충분, 운동부족, 갑상선 및 부갑상선 질환

ㄷ. 흡연, 음주, 카페인의 다량 섭취

ㄹ. 허리 통증, 등이나 허리가 굽음

ㅁ. 잦은 골절

② 치료 및 예방

ㄱ. 칼슘이 풍부한 식사, 비타민 D 섭취, 금주 및 금연

ㄴ. 골다공증 예방을 위한 호르몬요법

ㄷ. 체중조절

ㄹ. 산책, 걷기, 가벼운 조깅 등 근육과 뼈에 힘을 주는 체중부하운동

3) 고관절 골절

강한 외부 힘(낙상 등)으로 고관절 뼈의 연결이 절단되는 것을 말한다.

① 원인과 증상

ㄱ. 고령, 하지 기능 약화, 시력장애, 골다공증, 저체중 등

ㄴ. 서혜부와 대퇴부의 통증

ㄷ. 뼈가 부러지는 소리

② 치료 및 예방

ㄱ. 균형을 유지하고 근력을 강화할 수 있는 운동을 하고 고관절 보호대를 착용

ㄴ. 집안에서 미끄러지거나 넘어질 수 있는 요인들을 제거한다.

ㄷ. 낙상을 예방한다.

6. 비뇨 · 생식기계

비뇨기계는 몸에서 필요없는 노폐물이나 수분을 제거함으로써 인체의 항상성을 유지시킨다. 생식을 담당하는 생식기계는 남성에서는 음낭, 고환, 부고환, 음경, 전립선, 여성에서는 난소, 난관, 자궁, 질로 이루어져 있다.

(1) 주요질환과 원인 및 증상

1) 요실금

자신의 의지와 상관없이 소변이 밖으로 흘러나오는 증상을 말한다.

① 원인과 증상

ㄱ. 노화로 인한 방광의 저장능력 감소

ㄴ. 골반 근육조절능력의 약화

ㄷ. 남성은 전립선 비대증, 여성은 요로감염 및 복압성 요실금

ㄹ. 기침, 웃음, 재채기 또는 달리기, 줄넘기 등 복부 내 압력증가로 인해 소변이 배출되는 복압성 요실금이 생긴다.

② 치료 및 예방

ㄱ. 꾸준히 골반근육운동을 한다.

ㄴ. 비만은 복부 내 압력을 증가시켜 복압성 요실금의 원인이 되므로 체중조절을 한다.

2) 전립선 비대증

남성의 전립선이 커져서 요도를 압박하게 되는 것을 말한다.

① 원인과 증상

ㄱ. 노화에 따른 호르몬 불균형(남성호르몬 감소, 여성호르몬 증가)

ㄴ. 배뇨 후 잔뇨감, 약한 소변 줄기, 소변이 금방 나오지 않고 힘을 주어야 나옴

ㄷ. 빈뇨, 야뇨

② 치료 및 예방

ㄱ. 도뇨관을 사용하여 정기적으로 소변을 배출한다.

ㄴ. 규칙적인 성생활을 통해 전립선액이 정체되지 않도록 한다.

7. 피부계

피부는 우리 몸 전체를 둘러싸고 있는 막으로 분비선, 손톱 등을 포함한 부속기와 연계되어 있다.

피부는 표피와 진피 그리고 피하조직의 세 층으로 구성되며, 미생물, 탈수로부터 신체를 보호하고 체온을 조절하는 신체의 주요한 감각기관 중의 하나이다.

(1) 주요질환과 원인 및 증상

1) 욕창

병상에 오래 누워있는 사람의 등, 허리, 어깨 등 바닥면과 접촉되는 피부가 원활한 혈액공급이 이루어지지 못해서 괴사되는 상태를 말한다.

① 원인과 증상

ㄱ. 장기간의 와상상태

ㄴ. 뇌척수신경의 장애로 인한 체위변경의 어려움

[욕창의 단계별 증상]

- 1단계 : 피부는 분홍색 또는 푸른색으로 피부를 누르면 색깔이 일시적으로 없어져 하얗게 보이며, 피부에 열감 있음
- 2단계 : 피부가 벗겨지고 물집이 생기며 조직이 상함
- 3단계 : 깊은 욕창이 생기고 괴사조직 발생
- 4단계 : 뼈와 근육까지 괴사 진행

② 치료 및 예방

ㄱ. 욕창은 발생하면 치료가 어렵기 때문에 예방하는 것이 최우선이다.

ㄴ. 매일 아침, 저녁으로 피부에 붉게 변한 부위는 없는지, 있다면 자세를 바꾸어도 그대로인지 피부상태를 점검한다. 자세를 변경해도 붉은 빛이 계속되면 욕창일 가능성이 높다.

ㄷ. 특정 부위에 압력이 집중되지 않도록 규칙적으로 자세를 바꿔준다.

ㄹ. 젖은 침대 시트는 바로 교체한다.

2) 건조증

노화에 따라 피부 외층이 건조해지며 거칠어지는 것을 말한다.

① 원인과 증상

ㄱ. 실내·외 습도가 낮은 겨울

ㄴ. 비누, 세정제와 알코올, 목욕 중의 뜨거운 물 사용

ㄷ. 부종 또는 통증

ㄹ. 전완, 손과 하지의 가려움증

② 치료 및 예방

ㄱ. 목욕이나 샤워 시 따뜻한 물과 순한 비누를 사용한다.

ㄴ. 목욕 후 물기는 문지르지 않고 두드려서 말린다.

ㄷ. 가습기를 사용하여 습도를 조절한다.

3) 대상포진

바이러스성 피부질환의 일종으로 수두를 일으키는 바이러스에 의하여 피부와 신경에 염증이 생기는 질환을 말한다.

① 원인과 증상

ㄱ. 고령, 과로, 스트레스

ㄴ. 백혈병, 골수나 기타 장기이식

ㄷ. 자가면역질환 및 면역억제제 복용

ㄹ. 가려움, 피부와 점막에 있는 감각신경 말단부위의 수포, 통증, 작열감

ㅁ. 저림 또는 작열감을 포함한 발진

② 치료 및 예방

ㄱ. 항바이러스제, 항염증제, 진통제와 냉찜질, 칼라민로션과 같은 국소치료제를 사용하여 통증을 감소시키고, 수포의 건조 속도를 빠르게 한다.

ㄴ. 대상포진 백신의 투여로 세포성 면역을 증강시킨다.

ㄷ. 긁지 않도록 하여 병소가 퍼지거나 감염되는 것을 방지한다.

4) 옴

옴벌레인 0.4mm 정도의 작은 진드기가 피부 속에 기생하여 발생하는 병을 말한다. 주로 손가락 사이, 팔이 접히는 부분, 가슴, 발등, 팔꿈치, 겨드랑이 등에 잘 생긴다.

① 원인과 증상

ㄱ. 사람에서 사람으로 직접 감염된다.

ㄴ. 가려움증(특히 밤에 심함), 물집, 고름

② 치료 및 예방

ㄱ. 치료용 연고를 바르면 가려움증이 사라지며, 1~2주간 치료하면 다른 증상도 없어진다.

ㄴ. 개인위생을 철저하게 하고 내의 및 침구류를 삶아서 빨거나 다림질한다.

8. 신경계

신체기능을 조절하고 그 정보를 처리하는 동시에 외부세계와 연결시켜 주는 역할을 한다.

(1) 주요질환과 원인 및 증상

1) 치매

뇌에 발생한 여러가지 질환으로 인하여 인지기능(기억, 인식, 추리, 판단, 시간, 장소, 사람을 인식하는 능력)을 상실하여 일상생활을 수행할 수 없게 되는 것을 말한다.

① 원인과 증상

ㄱ. 대뇌의 기질적 병변(우울증, 약물 및 알코올 중독, 갑상선기능 저하증 등의 대사성 질환, 비타민 B12 또는 엽산결핍 등의 결핍성 질환, 경막하혈종, 뇌종양 등)

ㄴ. 노인성 치매인 알츠하이머 : 뇌에 베타아밀로이드 단백이 침착하여 생긴 노인성 신경반(Senile Plaque)과 타우 단백질(Tau Protein)이 과

인산화되면서 서로 결합한 신경섬유다발(Neurofibrillary Tangle)로 불리는 비정상 물질이 뇌에 축적되어 세포의 기능을 마비시킴으로써 발생

ㄷ. 혈관성 치매 : 뇌혈관이 터지거나 막혀 산소와 영양분의 공급이 차단되어 뇌세포가 손상되면서 발생

ㄹ. 기억력 저하

ㅁ. 언어능력 저하 : 언어를 구사하는 능력이 저하되어 말문이 자주 막히거나 말수가 현저하게 감소하고, 타인의 이야기를 이해하는 능력이 저하되어 엉뚱하게 이해하거나 전혀 이해하지 못하는 경우가 많다.

ㅂ. 실행기능 저하 : 옷을 혼자서 입을 수 없어 속옷을 머리에 쓰거나 바지 위에 속옷을 입는 등 상식을 벗어난 행동을 하게 된다.

ㅅ. 지남력 저하 : 시간개념이 떨어지거나 심한 경우 낮과 밤을 구분하는 것도 어려워진다.

ㅂ. 우울증, 정신증, 망상, 환청, 환시, 수면장애 등

② 치료 및 예방

ㄱ. 주기적인 병원진료

ㄴ. 약물요법(인지기능 개선제, 아세틸콜린 분해효소 억제 약물 등), 비약물요법

ㄷ. 소량의 균형잡힌 식사를 하고 채소와 어류를 통해 항산화 영양소를 섭취

ㄹ. 사교활동 등의 사회적인 활동을 통해 활발한 두뇌활동을 지속

ㅁ. 기억력 장애 증상을 보이는 경우 치매안심센터를 통해 조기 검진 실시

③ 합병증

ㄱ. 섬망(갑작스러운 행동 변화, 불면증, 환시, 주의력 장애 등)

ㄴ. 낙상 및 골절, 요실금, 변실금, 경련, 발작

ㄷ. 약물 부작용으로 인한 인지기능 감퇴, 기립성 저혈압, 변비 등

[치매 단계별 특징 및 증상]

단계	특징	증상
초기 (경도)	• 가족이나 동료들이 증상을 알아차리기 시작하나 혼자서 지낼 수 있는 수준	• 물건을 둔 장소를 기억하지 못하고 물건을 자주 잃어버림 • 전화 통화 내용을 기억하지 못하고 반복해서 질문함 • 요리, 빨래, 청소, 병원 방문, 은행 업무 등 하던 일의 수행기능 저하
중기	• 최근 기억부터 먼 과거 기억의 부분적 상실, 시간 및 장소 지남력 장애, 언어이해 및 표현력 장애, 실행증, 판단력 및 수행기능 저하, 각종 정신행동 증상이 빈번히 나타남 • 도움 없이는 혼자 지낼 수 없는 수준	• 집주소, 전화번호, 가까운 가족의 이름 등을 잊어버림 • 집 주변에서도 길을 잃거나 시간개념이 저하 • 엉뚱한 대답을 하거나 말수가 줄어듬 • 쓸모없는 물건을 모아두거나 쌌다 풀었다 하며 배회행동과 안절부절 못하는 모습
말기 (중증)	• 독립적인 생활이 불가능한 수준	• 거의 불가능한 의사소통 • 소리를 지르거나 심하게 화를 내는 등의 증세, 대변을 만지는 등의 심한 문제행동 • 보행 장애와 대소변 실금, 욕창, 낙상 등의 반복으로 와상상태

2) 뇌졸중(=중풍)

뇌에 혈액을 공급하는 혈관이 막히거나 터져서 뇌손상이 오고 그에 따른 신체장애가 나타나는 뇌혈관 질환이다.

뇌졸중은 뇌경색과 뇌출혈로 구분되며, 뇌혈관이 막힌 경우를 뇌경색, 뇌혈관이 터진 경우를 뇌출혈이라고 한다.

① 원인과 증상

ㄱ. 흡연, 스트레스, 고령, 가족력, 고혈압, 당뇨병 등

ㄴ. 반신마비 : 손상된 뇌 반대쪽 팔과 다리, 안면하부에 갑작스러운 마비증상

ㄷ. 전신마비 : 뇌간 손상 시 전신마비와 함께 의식 저하

ㄹ. 반신감각장애(감각이상 · 감각소실) : 남의 살같거나 저리고 불쾌한 느낌, 손상된 뇌 반대쪽의 시각, 촉각, 청각 등의 장애

ㅁ. 언어장애 : 말을 못하거나 남의 말을 이해하지 못하는 실어증 발생

ㅂ. 두통 및 구토

ㅅ. 의식장애

ㅇ. 어지럼증

② 치료 및 예방

ㄱ. 약물요법(혈전제, 항응고제 등)

ㄴ. 수술

ㄷ. 동맥경화증, 고혈압 등을 예방하고 휴식을 취하면서 갑작스러운 자세 변경을 피한다.

ㄹ. 삼키는 것에 어려움이 있거나 발음이 어눌해지는 증상이 있는 환자는 음식을 삼킬 때 폐로 흡입되지 않도록 주의해야 한다.

[뇌졸중의 전구증상]

- 한쪽 팔다리가 마비되거나 감각이 이상하다.
- 말할 때 발음이 분명치 않거나 말을 잘 못한다.
- 일어서거나 걸으려 하면 자꾸 한쪽으로 넘어진다.
- 주위가 뱅뱅 도는 것처럼 어지럽다.
- 갑자기 눈이 안 보이거나, 둘로 보인다.
- 갑자기 벼락치듯 심한 두통이 온다.
- 의식장애로 깨워도 깨어나지 못한다.

3) 파킨슨병

점진적인 중추신경계의 퇴행성 변화로 인해 발생되는 질환으로, 신경전달물질인 도파민을 만들어내는 특별한 신경세포들이 파괴되는 것을 말한다.

① 원인과 증상

ㄱ. 중뇌의 흑질세포가 소실되어 도파민이라는 물질의 분비 장애

ㄴ. 굽은 자세, 얼어붙는 현상, 자세 반사의 소실로 자주 넘어지거나 균형 감각의 소실

ㄷ. 원인불명의 통증

ㄹ. 피로, 우울, 근심, 수면 장애, 변비, 방광과 다른 자율 신경의 장애, 감각적 불편감, 감정의 변화, 무감정, 사고의 느림, 인지능력의 감소 등

② 치료 및 예방

ㄱ. 도파민 제제(마도파, 시네메트 등)

ㄴ. 도파민의 기능을 도와주는 보조 약물

ㄷ. 관절과 근육이 경직되지 않도록 운동 프로그램 참여를 격려하며, 근육스트레칭과 관절운동을 한다.

ㄹ. 적극적으로 질병에 대처할 수 있도록 정신적으로 지지해 준다.

9. 감각기계

시각, 청각, 후각, 미각 등은 뇌신경을 통하여 중추신경계로 연결되어 있다. 촉감이나 압력 등을 느끼는 감각은 신체의 운동과 공간에서의 위치를 파악하게 한다. 이러한 감각은 우리를 둘러싼 환경을 파악하여 정보를 통합 수집하는 기능을 한다.

(1) 주요질환과 원인 및 증상

1) 녹내장

안압의 상승으로 시신경이 손상되어 시력이 점차적으로 약해지는 질환을 말한다.

① 원인과 증상

ㄱ. 각막과 수정체 등에 영양을 공급하는 방수라는 액체의 생성과 배출 균형에 문제가 생겨 안압이 상승한다.

ㄴ. 좁은 시야, 눈의 이물감

ㄷ. 뿌옇게 혼탁한 각막

② 치료 및 예방

ㄱ. 녹내장의 완전한 치료방법은 없지만 조기 발견하여 안압을 정상 범위로 유지함으로써 시력의 약화를 방지하기 위해 약물요법을 실시하거나 수술을 한다.

ㄴ. 정기적인 안압 검진을 받는다.

2) 백내장

수정체가 혼탁해져 빛이 들어가지 못하여 시력장애가 발생하는 질환을 말한다.

① 원인과 증상

ㄱ. 노화

ㄴ. 지나친 음주나 흡연

ㄷ. 당뇨병, 고혈압 등의 합병증

ㄹ. 색 구별 능력 상실

ㅁ. 동공에 흐린 백색 혼탁

② 치료 및 예방

ㄱ. 초기 : 치료제의 복용, 점안액으로 진행속도를 늦춘다.

ㄴ. 증상이 심해지면 인공수정체로 바꿔주는 수술을 한다.

3) 노인성 난청

연령 증가에 따른 고막, 내이의 퇴행성 변화에 의한 청력 감소를 말한다.

① 원인과 증상

ㄱ. 동맥경화증, 소음, 스트레스와 유전적 소인

ㄴ. 장기간의 소음노출

ㄷ. '스', '츠', '트', '프', '크'와 같은 고음에서의 난청

② 치료 및 예방

ㄱ. 난청을 악화시킬 수 있는 요인들을 피하고 보청기를 이용한 청각 재활을 시도한다.

ㄴ. 난청이 심하면 보청기를 사용하며, 이때 고음의 큰소리보다는 저음의 차분한 소리가 더 효과적이다.

10. 내분비계

호르몬을 분비, 전달하고, 상호작용을 통하여 항상성을 유지시키는 화학적 연락 통로이다. 성장, 발달, 대사, 에너지의 생산을 지지하고 유지하며 체액, 전해질, 혈압과 맥박, 근육, 지방, 뼈, 재생산 등을 유지하는 기능을 한다.

(1) 주요질환과 원인 및 증상

1) 당뇨병

신체 내에서 혈중 포도당 수치를 조절하는 인슐린의 분비가 원활하지 않을 경

우 또는 인슐린에 대한 신체의 저항성으로 인해 포도당이 세포 내로 들어가지 못해 혈중 포도당 수치가 올라가서 소변에 당이 섞여 나오는 질환을 말한다.

① 원인과 증상

ㄱ. 과식, 비만, 운동부족, 스트레스

ㄴ. 유전적 요인

ㄷ. 다음증, 다식증, 다뇨증, 다갈증

ㄹ. 체중감소, 흐릿한 시력과 두통

ㅁ. 질 분비물 및 질 감염의 증가

ㅂ. 저혈당

② 치료 및 예방

ㄱ. 균형있는 식사를 통해 표준체중에 알맞은 열량 섭취

ㄴ. 매일 규칙적으로 할 수 있는 쉬운 운동을 골라 무리하지 않도록 적당히 운동

ㄷ. 약물요법(혈당강하제나 인슐린 등)

11. 심리 · 정신계

(1) 주요질환과 원인 및 증상

1) 우울증

외상처럼 쉽게 발견할 수 있는 질병이 아니라 본인 스스로 자각하기 어려워 병원을 찾는 경우가 드물다.

① 원인과 증상

ㄱ. 뇌의 신경전달물질의 변화, 호르몬의 변화

ㄴ. 질병, 수술 등 신체적 원인

ㄷ. 경제력 상실, 주변 사람들의 죽음 등 사회 경제적 변화

ㄹ. 우울하고 슬픈 기분

ㅁ. 불안, 초조 혹은 무기력

ㅂ. 노인의 우울증은 인지기능 저하 증상이 두드러질 수 있으므로 치매와의 감별이 필요

② 치료 및 예방

ㄱ. 일상생활이 어려울 정도로 심각한 우울, 의욕저하 등을 보이는 경우 바로 정신과 외래를 방문하는 것이 필요

ㄴ. 본인 스스로 극복하기 어렵기 때문에 주변의 긍정적인 지지를 필요로 한다.

ㄷ. 대상자의 느낌, 분노를 인정하고 수용하며 언어로 표현하도록 돕는다.

ㄹ. 대상자에 대한 지속적인 관심을 표현하고 신뢰관계를 형성한다.

2) 섬망

의식장애로 인해 주의력 저하뿐만 아니라 감정, 정서, 사고, 언어 등 인지기능 전반의 장애와 정신병적 증상을 유발하는 것을 말한다.

① 원인과 증상

ㄱ. 소인적 요인(인지손상, 치매, 고령, 심한 기저질환, 기능 손상, 우울, 만성 신기능 부전, 탈수, 영양부족 등)

ㄴ. 촉진적 요인(약물 사용, 부동, 유치도뇨관 사용, 억제대 사용, 탈수 등)

ㄷ. 의식의 변화(의식이 저하되어 마치 잠에서 덜 깬 상태 혹은 몹시 졸린 상태에서 행동하는 사람처럼 보임)

ㄹ. 주의력 감퇴

ㅁ. 단독으로 발생하거나 치매와 동반해서 발생하기도 한다.

② 치료 및 예방

ㄱ. 원인을 찾아 해결하는 것이 우선적이다.

ㄴ. 심한 경우 반드시 의료기관을 방문하여 원인을 규명하고 교정하도록 하고, 회복될 수 있다는 점을 보호자에게 알려주는 것이 중요하다.

ㄷ. 지남력의 유지(개인 사물, 사랑하는 사람의 사진, 달력, 시계 등을 가까이 두기)

ㄹ. 신체통합성 유지(대상자 스스로 할 수 있는 일을 말로 강화하기)

ㅁ. 개인의 정체성 유지(대상자와 접촉하는 사람의 수를 줄이고 가족 구성원이 자주 방문하도록 격려하기)

ㅂ. 초조함의 관리(항상 단호하고 부드러운 목소리로 말하기)

01. 노화에 따른 신체 · 심리적 변화와 질환

1. 소화기계의 노화에 따른 특성에 대한 설명으로 옳은 것은? (28회 기출복원문제)

① 소화능력이 향상된다.
② 단맛과 짠맛을 잘 느끼게 된다.
③ 쓴맛을 잘 느끼게 된다.
④ 간기능이 증가하여 약물의 대사와 제거 능력이 증가한다.
⑤ 직장벽의 탄력성이 증가한다.

해설 짠맛과 단맛이 둔해지고, 쓴맛과 신맛은 잘 느끼게 된다.
정답 ③

2. 다음 중 위염의 원인으로 옳지 않은 것은?

① 자극적인 약물 또는 화학성분 섭취
② 병원균이 포함된 부패한 음식 섭취
③ 충분히 씹지 못한 채 음식물 섭취
④ 당도가 높은 식품 과다 섭취
⑤ 과식 등 무절제한 식습관

해설 위염의 원인
- 자극적인 약물 또는 화학성분 섭취
- 병원균이 포함된 부패한 음식 섭취
- 충분히 씹지 못한 채 음식물 섭취
- 과식 등 무절제한 식습관

정답 ④

3. 다음 중 위암의 치료 및 예방방법으로 옳지 않은 것은?

① 스트레스를 줄인다.
② 수술만 하면 완치가 되므로 더 이상의 검사는 받지 않아도 된다.
③ 금연을 한다.
④ 수술이 최선의 방법이지만 부적합한 경우 다른 방안을 찾는다.
⑤ 균형잡힌 식사를 한다.

해설 수술 후 5년간의 정기검진을 통하여 재발 여부를 확인하여야 한다.
정답 ②

4. 소화기계 중 맹장, 결장과 직장에 생기는 악성 종양은 무엇인가?

① 소액암
② 췌장암
③ 위암
④ 대장암
⑤ 갑상선암

해설 대상암이란 맹장, 결장과 직장에 생기는 악성 종양으로 대장의 가장 안쪽 표면인 점막에 발생한 암이다.
정답 ④

5. 다음 중 위궤양에 대한 설명으로 옳지 않은 것은?

① 의미 : 위 점막의 염증
② 원인 : 위 내 박테리아에 의한 감염
③ 원인 : 담배, 알코올, 커피 등 자극적인 음식물 섭취
④ 증상 : 새벽 1~2시에 발생하는 상복부 불편감, 속쓰림, 소화불량
⑤ 치료 : 약물요법, 식이요법, 충분한 수면, 심신 안정 등

해설 의미 : 위벽의 점막뿐만 아니라 근육층까지 손상된 상태의 위장병
정답 ①

6. 다음 중 대장암 환자의 식이요법으로 옳지 않은 것은? (26회 기출복원문제)

① 하루에 6~8잔의 생수 마시기
② 식물성 지방 섭취를 줄이고, 동물성 식품 섭취
③ 잦은 간식과 늦은 식사 피하기
④ 통곡식, 생채소, 생과일 많이 섭취
⑤ 싱겁게 먹기

해설 동물성 식품의 섭취를 줄이고, 식물성 지방 섭취를 늘린다.
정답 ②

7. 다음 중 만성기관지염 환자의 치료방법 및 예방법으로 옳지 않은 것은? (26회 기출문제복원)

① 심호흡과 기침을 최대한 참는다.
② 공기오염이 심한 지역에의 노출을 피한다.
③ 금연을 한다.
④ 지나치게 자극적인 음식을 피한다.
⑤ 소화가 잘 되는 음식으로 여러 번에 나누어 식사한다.

해설 심호흡과 기침을 하여 기관지 내에 있는 가래 배출을 용이하게 해야 한다.
정답 ①

8. 다음에서 설명하는 호흡기계 질환은 무엇인가? (25회 기출보원문제)

– 약한 자극에도 기관지 벽이 부풀어 오르는 부종과 근육이 수축하여 기도가 좁아지는 상태 – 원인 : 꽃가루, 집 먼지 진드기, 갑작스런 온도나 습도의 차이 등 – 증상 : 점액 분비량의 증가, 흉부 압박감, 기도 경련 등

① 감기 ② 비염
③ 독감 ④ 천식
⑤ 폐렴

해설 천식에 대한 설명이다.
정답 ④

9. 다음 중 골다공증 환자의 치료방법 및 예방법에 대한 것으로 옳지 않은 것은?
(27회 기출복원문제)

① 적당한 체중 유지 ② 산책, 걷기, 가벼운 조깅
③ 호르몬 요법 실시 ④ 금주, 금연
⑤ 비타민 A 섭취

해설 골다공증의 예방법으로 비타민 D를 섭취한다. 햇빛을 쬐면 비타민 D가 생산되나 필요에 따라 비타민 D를 복용할 수도 있다.
정답 ⑤

10. 골다공증 환자가 칼슘 흡수를 높이기 위해 섭취하는 비타민으로 옳은 것은?
(28회 기출복원문제)

① 비타민 A
② 비타민 C
③ 비타민 D
④ 비타민 B
⑤ 비타민 A+

해설 칼슘 흡수를 높이기 위해서는 비타민 D를 섭취한다.
정답 ③

11. 다음 중 노화에 따른 특성으로 옳지 않은 것은? (27회 기출복원문제)

① 단기기억은 감퇴하나 장기기억은 대체로 유지된다.
② 근육량이 감소하고, 뼈의 질량이 감소되어 작은 충격에도 골절되기 쉽다.
③ 피하지방의 감소로 기온에 민감해진다.
④ 정서조절이 불안정해진다.
⑤ 여성 노인은 질분비물이 증가한다.

해설 여성은 질 분비물이 저하되고, 에스트로겐의 분비가 감소하며, 성교가 어렵고 통증을 유발하지만 성적 욕구가 감소하는 것은 아니다.
정답 ⑤

12. 다음 중 욕창의 원인으로 옳지 않은 것은? (28회 기출복원문제)

① 피하지방의 증가
② 장기간의 와상 상태
③ 부적절한 체위변경
④ 부적절한 영양
⑤ 요실금 및 변실금

해설 체중감소, 근육 위축, 피하지방 감소 등으로 인해 피부와 뼈 사이의 완충지대가 감소하게 되어 욕창이 발생한다.
정답 ①

13. 다음 중 욕창을 예방하는 방법으로 옳지 않은 것은? (27회 기출복원문제)

① 2시간마다 규칙적으로 자세를 변경한다.
② 뼈 주위를 보호하고 무릎 사이에 베개를 끼워 마찰을 방지한다.
③ 침대의 주름을 핀다.
④ 하루에 한 번 피부상태를 점검한다.
⑤ 손톱에 긁히는 일이 없도록 손톱을 짧게 자른다.

해설 매일 아침, 저녁으로 피부상태를 점검해야 한다.
정답 ④

14. 다음 중 뇌졸중의 증상이 아닌 것은? (25회 기출복원문제)

① 언어장애 ② 반신마비
③ 전신마비 ④ 시력장애
⑤ 요실금

해설 뇌졸중의 증상 : 반신마비, 전신마비, 반신감각 장애, 언어 장애, 두통 및 구토, 의식 장애, 어지럼증, 운동 실조증, 시력 장애 및 연하곤란, 치매
정답 ⑤

15. 다음 중 파킨슨병의 증상으로 옳지 않은 것은? (27회 기출복원문제)

① 안정 시 떨림 ② 인지능력 증가
③ 운동완만 ④ 근육 경직
⑤ 불안정한 자세

해설 증상 : 안정 시 떨림, 근육 경직, 운동완만, 무표정, 불안정한 자세, 감각소실, 원인불명의 통증, 무감정, 사고의 느림, 인지능력 감소
정답 ②

16. 수정체가 뿌옇고 혼탁해져서 발생하는 시력장애로 빛이 퍼져 보이거나 불빛 주위에 무지개가 보이는 등의 증상이 나타나는 질환으로 옳은 것은? (28회 기출복원문제)

① 녹내장
② 난청
③ 각막궤양
④ 백내장
⑤ 노인환

해설 백내장은 수정체가 혼탁해져서 빛이 들어가지 못하여 시력장애가 발생하는 질환으로, 검은 눈동자에 하얗게 백태가 껴서 뿌옇게 보이거나 잘 안보이게 되는 질환을 말한다.
정답 ④

17. 의식장애로 인해 주의력 저하, 감정, 정서, 사고, 언어 등 인지기능 전반의 장애와 정신병적 증상을 유발하는 질환으로 옳은 것은?

① 우울증
② 건망증
③ 섬망
④ 노인성 난청
⑤ 치매

해설 섬망은 수시간 내지 수일에 걸쳐 급격하게 발생하며, 증상의 기복이 심한 것이 특징이다.
정답 ③

02. 노인 통증

1. 통증의 원인과 영향

(1) 통증의 원인

1) 근골격계 질환 : 골관절염, 다발성 근육통, 류마티스 관절염 등 노인의 80% 이상이 통증을 경험할 정도로 가장 일반적인 원인이다.
2) 암성 통증 : 암에 걸려서 경험하는 통증을 말하는데 신체적인 통증뿐만 아니라 죽음 앞에서 정신적 · 사회적 · 영적 고통을 경험하며 나타내는 통증이다.
3) 대상포진 : 젊은층보다 노인에게 더 심한 통증을 경험하게 한다.

(2) 통증이 미치는 일상생활 영향

우울증, 사회성 감소, 수면장애, 신체상태 저하, 보행 및 활동장애, 건강 관련 요구 증가, 통증 관련 비용의 증가, 재활속도 저하, 약물과다 복용

2. 통증의 유형과 대처방안

(1) 통증의 유형

① 두통
② 흉통
③ 복통
④ 요통
⑤ 그 밖의 국소 통증

(2) 요양보호사의 대처방안

① 근육의 긴장을 감소시키고 근육과 주변 관절을 편안하게 하기 위해 신체 접촉을 통한 마사지를 제공한다.

② 기능 상태가 저하된 노인은 정신상태 변화를 함께 나타내며, 우울증이 나타나기도 한다. 우울증을 경험하는 노인은 관리책임자나 시설장에게 보고하도록 한다.

③ 노인은 통증 표현에 대해 다양한 언어를 사용한다. '통증'이라는 단어를 사용하기보다는 '아프다', '타는 듯하다', '찢어지는 듯하다'라는 단어를 사용하기 때문에 잘 관찰해야 한다.

④ 노인은 자신이 겪는 통증을 모두 표현하지 않기 때문에 통증에 대한 질문을 일정한 간격을 두고 얘기하며, 자주 관찰해야 한다.

⑤ 만성적인 근골격계 통증을 갖고 있는 노인에게 규칙적인 운동은 통증과 기능적인 상태를 향상시키는 데 효과적이므로 운동프로그램에 참여하도록 유도한다.

02. 노인 통증

1. 다음 중 노화로 인해 가장 일반적은 통증 질환으로 옳은 것은?

① 암성 통증 ② 대상 포진
③ 뇌졸중 ④ 치매
⑤ 근골격계 질환

해설 근골격계 질환은 가장 일반적인 통증으로, 노인의 80% 이상이 이 통증을 경험한다.
정답 ⑤

2. 대상자가 통증을 느끼는 경우 요양보호사의 대처방법으로 옳지 않은 것은?

① 만성적인 근골격계 통증을 갖고 있는 노인은 운동프로그램에 참여시키는 것이 좋다.
② 통증에 대한 질문은 일정한 간격을 두고 하고, 자주 관찰해야 한다.
③ 우울증을 경험하는 노인은 관리책임자나 시설장에게 보고한다.
④ 대상자의 증상을 듣고 질병을 예측하여 말하고, 수술이나 약물치료가 필요하다고 이야기해준다.
⑤ 대상자가 통증을 대체할 수 있는 방안을 찾아본다.

해설 대상자 및 가족에게 혼란을 줄 수 있으므로 요양보호사가 대상자의 질병을 예측하여 말하거나, 수술 혹은 약물 치료가 필요하다는 말을 하지 않는다.
정답 ④

3. 다음 중 통증으로 인해 일상생활에 미치는 영향으로 잘못된 것은?

① 사회성 증가 ② 우울증
③ 수면장애 ④ 약물과다 복용
⑤ 통증 관련 비용 증가

해설 우울증, 사회성 감소, 수면 장애, 신체상태 저하, 약물복용 과다, 통증 관련 비용 증가, 재활 속도 저하 등
정답 ①

4. 뇌혈관에 원인으로 동맥이나 정맥이 어떤 원인으로 인해 급히 넓어지거나 수축될 때 발생하는 통증으로 옳은 것은?

① 치통 ② 흉통
③ 복통 ④ 두통
⑤ 요통

해설 두통은 뇌에 염증이나 종양 발생 등으로도 발생할 만큼 증상과 원인이 다양하다.
정답 ④

03. 노인의 건강증진 및 질병예방

1. 노인의 건강문제와 관리방법

(1) 영양

1) 영양문제

① 시력의 저하로 유통기한이 지난 음식을 먹을 수 있다.

② 침의 분비가 줄어들고 음식물을 씹고 삼키는 능력이 저하된다.

③ 신체의 수분량이 감소하고, 갈증에 대한 반응이 저하되어 탈수가 발생할 수 있다.

④ 치아가 없거나 의치가 맞지 않으면 음식을 씹기 어려워 음식 섭취에 어려움이 생기며 이로 인해 영양결핍이 생길 수 있다.

⑤ 위가 위축되고 위 소화액이 감소되어 소화 및 흡수기능이 감소한다.

2) 영양관리

① 1일 단백질 필요량은 체중 1kg당 1g으로 권장한다.

② 고혈압, 심장병 등을 예방하기 위해 염분 섭취를 줄인다.

③ 물, 섬유소가 풍부한 야채나 과일 등의 식품을 섭취하여 변비를 예방한다.

④ 음식은 먹을 만큼만 준비하고, 만든 지 오래된 음식은 먹지 않도록 한다.

⑤ 균형잡힌 영양소 섭취를 위해 1일 3끼 식사를 규칙적으로 한다.

(2) 운동

1) 운동문제

① 관절이 뻣뻣해지고 일상생활에서 움직일 때 관절의 움직임에 제한이 생긴다.

② 자극에 대한 반응이 줄어들고 균형 및 조정능력이 떨어져 활동이 제한된다.

③ 시력이 감퇴되어 움직일 때 넘어질 위험이 있어 운동을 꺼리게 된다.
④ 심장근육의 양과 심장근육의 수축하는 힘이 감소하여 활동할 때 쉽게 피곤해진다.
⑤ 폐조직의 탄력성 감소, 흉곽의 경직으로 폐활량이 줄어들어 활동이나 운동을 할 때 쉽게 숨이 찬다.

2) 운동관리

① 즐거운 마음으로 운동하여 스트레스를 해소한다.
② 최대 심박동수의 40~50% 정도의 매우 낮은 수준으로 운동을 시작한다.
③ 개인의 능력에 맞는 운동프로그램을 실시한다.
④ 저강도운동으로 근육피로, 호흡곤란, 협심증, 부정맥, 혈압의 변화 등에 주의한다.
⑤ 운동 금기 질환 및 투약 상황을 확인한다.

(3) 수면

1) 수면문제

① 수면 중 자주 깬다.
② 수면 양이 줄어든다.
③ 낮 시간 동안 졸림증이 많아진다.

2) 수면관리

① 저녁 취침시간과 아침 기상시간을 일정하게 유지한다.
② 밤잠을 설치게 되므로 낮잠은 삼간다.
③ 중추신경을 자극할 수 있는 흡연, 카페인이 함유된 음료, 알코올 등을 제한하거나 오후에는 금한다.
④ 매일 규칙적으로 적절한 양의 운동을 한다.
⑤ 침실의 온도와 소음, 침구를 비롯하여 잠자리를 가능한 편안하게 한다.

(4) 안전한 환경

1) 환경문제

① 청력의 기능이 감소하여 위험신호에 대한 적절한 반응을 못해 사고에 노출되기 쉽다.

② 신경과 신진대사의 변화로 통증이나 온도변화에 둔감하여 화상, 동상에 걸릴 수 있다.

2) 환경관리

① 적절한 실내온도(24℃ 이상)와 습도(40~60%)를 유지한다.

② 빛이 강렬한 오후에는 빛을 차단하여 강한 자극이 되지 않도록 주의한다.

③ 적절한 조명을 유지한다.

④ 바닥은 미끄럼방지 처리를 하여 가능한 한 낙상예방을 하도록 한다.

⑤ 변기 옆에 손잡이와 지지대를 설치하고 노인의 신체구조에 맞추어 변기의 높이를 조정하도록 한다.

(5) 성생활

1) 성생활문제

① 여성은 에스트로겐이 감소되어 질조직이 더 얇아지고, 탄력이 약해지며, 분비물이 줄어든다. 이런 변화로 성교 시 불편감과 통증을 호소하게 된다.

② 남성은 성적 적응에 지연된 반응을 하게 된다.

③ 당뇨병을 가진 노인은 발기부전을 경험할 수 있다.

④ 자궁적출술과 유방절제술을 한 여성은 이러한 장기들의 상실로 인해 여성 스스로 여자 같지 않다고 느끼거나 향후 그렇게 보여질까 두려움을 느끼지만 성기능은 변화하지 않는다.

⑤ 관절염 환자의 통증은 성적 활동에 방해요인이 될 수 있다.

2) 성생활관리

① 성기능에 영향을 미치는 질환과 약물을 미리 파악한다.
② 노인의 성적 욕구 및 성적 표현은 기본 욕구의 하나임을 인지한다.
③ 성에 대한 개념은 개인차가 있으므로 사생활을 존중한다.
④ 여성 생식기의 변화(자궁의 변화, 난관의 위축, 질의 분비액 감소 등)를 인지한다.
⑤ 남성 생식기의 변화(발기의 어려움, 고환 위축, 정액 감소 등)를 인지한다.

(6) 약물

1) 약물문제

① 노인들은 다양한 질환으로 다양한 약물을 요구한다.
② 위산 분비가 감소하여 약물의 흡수가 줄어든다.
③ 신장으로 가는 혈류량이 감소되어 순환혈류 내 약물축적을 초래하고 약물중독의 위험을 증가시킨다.
④ 투약에 대한 부적절한 지식은 노인에게 치명적인 문제를 초래할 수 있다.
⑤ 약의 주의사항에 대한 판단의 오류로 부적절한 약물을 사용할 수 있다.

2) 약물관리

① 복용하기 전 복용하는 약물의 목적을 미리 알아둔다.
② 정해진 양, 올바른 복용형태, 올바른 시간을 확인한다.
③ 모든 비처방약 복용 전에도 의사와 상담해야 하는 중요성에 대하여 교육한다.
④ 약물의 부작용 등이 있는지 확인한다.
⑤ 다른 사람에게 처방된 약을 절대로 복용해서는 안 된다는 것을 알도록 한다.

2. 노인의 질병예방

(1) 절주와 금연

술은 때로 우울, 불면증 또는 다른 문제들을 극복할 수단으로 이용되기 때문에 알코올 섭취는 빈번한 문제이다. 표준 잔으로 하루 1~2잔은 적정음주라 하여 건강에 긍정적 효과가 있다는 보고도 있다. 표준양을 섭취한다면, 술을 먹으면 안 되는 의학적 상태이거나 약물복용을 제외하고는 괜찮다.

흡연은 현재 건강상에 문제가 있는 노인에게는 특별한 주의사항이 될 수도 있다. 잠깐 동안 피웠던 담배를 끊는 것만으로도 노인의 손상된 건강을 치료할 수 있기 때문에 건강을 위해서는 반드시 금연이 필요하다.

(2) 예방접종

예방접종은 개인의 건강뿐만 아니라 지역사회 내 질병부담을 감소시키기 위해 절대적으로 필요하다.

① 매년 1회 인플루엔자 백신 접종
② 매 10년마다 Td 백신 접종, 이중 1회는 Tdap로 접종
③ 65세 이상 성인이 폐렴구균 감염 위험이 높은 경우 접종
④ 대상포진은 60세 이상 성인이 과거 대상포진 이환 여부에 관계없이 접종 가능

3. 계절별 생활안전수칙

(1) 여름

1) 폭염문제

노인은 땀샘의 감소로 땀 배출량이 적어 체온조절이나 탈수감지 능력이 저하된다.

2) 폭염 대응 안전수칙

① 가급적 야외활동을 자제하고 특히 한낮에는 외출, 논밭일, 비닐하우스 작업 등을 삼가고 부득이 외출 시 헐렁한 옷차림에 챙이 넓은 모자와 물병을 휴대하도록 한다.

② 현기증, 메스꺼움, 두통, 근육경련 등이 있을 때는 시원한 장소에서 쉬고 시원한 물이나 음료를 천천히 마시도록 한다.

③ 선풍기는 환기가 잘 되는 상태에서 사용하고 커튼 등으로 햇빛을 가리도록 한다.

(2) 겨울

1) 뇌졸중 예방 안전수칙

① 뇌졸중의 선행 질환관리를 철저히 하도록 한다. (고혈압 등)

② 운동 시에는 실외운동보다 실내운동으로 하고, 새벽보다는 낮시간에 한다.

③ 운동 시 준비운동과 마무리운동을 평소보다 충분히 한다.

④ 장기간 따뜻한 곳에 있다가 갑자기 찬 곳에 나가지 않아야 한다.

2) 골절 예방 안전수칙

① 눈이나 비가 오는 날에는 가급적 외출을 삼가도록 한다.

② 움직일 때는 둔한 옷을 피하고 가급적 손을 주머니에 넣고 걷지 않도록 한다.

03. 노인의 건강증진 및 질병예방

1. 다음 중 노인의 건강관리방법에 대한 설명으로 옳은 것은? (25회, 27회 기출복원문제)

① 잠들기 전 공복감으로 잠이 오지 않을 경우 차가운 우유를 마시면 수면에 도움이 된다.
② 수면관리방법으로 취침시간과 기상시간을 그날에 따라 맞춘다.
③ 비슷한 증상을 가진 사람의 처방약을 공유하여 먹어도 된다.
④ 여성의 자궁적출술과 유방절제술은 성기능을 변화시킨다.
⑤ 남성의 전립선 절제술은 발기하는 데 문제를 유발하지 않는다.

해설 ① 잠들기 전 공복감에 잠이 오지 않을 경우 따뜻한 우유를 마시면 수면에 도움이 된다.
② 취침시간과 기상시간을 일정하게 유지한다.
③ 다른 사람에게 처방된 약을 복용해서는 안 된다.
④ 여성의 자궁적출술과 유방절제술은 성기능을 변화시키지 않는다.
정답 ⑤

2. 다음 중 노인의 운동관리방법으로 옳지 않은 것은? (25회 기출복원문제)

① 운동 중간 중간에는 충분한 휴식시간을 가져야 한다.
② 즐거운 마음으로 운동을 한다.
③ 근육피로, 호흡곤란, 부정맥 등의 변화에 주의한다.
④ 운동의 강도는 처음부터 높게 잡아야 한다.
⑤ 개인의 능력에 맞는 운동프로그램을 한다.

해설 운동의 강도, 기간, 빈도를 서서히 늘려가야 한다.
정답 ④

3. 다음 중 노인의 수면관리방법에 대한 설명으로 옳지 않은 것은? (26회 기출복원문제)

① 낮잠을 오래 자면 밤잠을 설치게 되므로 되도록 삼간다.
② 취침 전 과도한 집중력을 필요로 하는 일을 하면 수면에 도움이 된다.
③ 아침 기상시간을 일정하게 한다.
④ 저녁에 과식을 하지 않는다.
⑤ 매일 규칙적인 양의 운동을 한다.

해설 취침 전 지나치게 집중하는 일을 하지 않는다. 오히려 수면에 방해가 된다.
정답 ②

4. 노인의 약물문제로 옳지 않은 것은?

① 복용하던 약을 의사의 처방 없이 중단한다.
② 술을 먹고도 약을 챙겨먹는다.
③ 증상이 비슷한 사람에게 처방받을 약을 준다.
④ 노인이 되면 약물에 의존해 질병을 치유하려는 성향이 약해진다.
⑤ 약물이 흡수되는 시간이 지연된다.

해설 노인이 되면 건강상태가 나쁘다는 것을 자각하고, 불편한 증상에 대한 인내심이 부족해지는 동시에 약물 의존도가 높아진다.
정답 ④

5. 다음 중 편의점에서 구입 가능한 비상약으로 옳지 않은 것은?

① 파스
② 소화제
③ 해열진통제
④ 감기약
⑤ 흡인기

해설 편의점에서 구입 가능한 비상약 : 해열진통제, 감기약, 소화제, 파스
정답 ⑤

6. 노인 대상 예방접종의 종류 중 파상풍의 백신접종 기간으로 옳은 것은? (28회 기출복원문제)

① 매 1년마다
② 매 2년마다
③ 매 5년마다
④ 매 7년마다
⑤ 매 10년마다

해설 파상풍 백신은 매 10년마다 접종한다.
정답 ⑤

7. 노인 대상 예방접종의 종류 중 인플루엔자 백신의 접종 기간으로 옳은 것은? (27회 기출복원문제)

① 매년 1회
② 매년 분기별
③ 매 2년마다 1회
④ 매 10년마다 1회
⑤ 한번 맞으면 더 이상 맞지 않는다.

해설 인플루엔자 백신은 매년 1회 접종한다.
정답 ①

8. 노인 대상 예방접종의 종류 중 폐렴구균은 ( )세 이상 성인이 접종해야 한다. ( ) 안에 들어갈 숫자로 옳은 것은?

① 60
② 65
③ 70
④ 75
⑤ 80

해설 폐렴구균은 65세 이상 성인 및 폐렴구균 감염의 위험이 높은 경우 접종 가능하다.
정답 ②

9. 노인 대상 예방접종의 종류 중 대상포진은 ( )세 이상 성인이 접종해야 한다. ( ) 안에 들어갈 숫자로 옳은 것은?

① 60
② 65
③ 70
④ 75
⑤ 80

해설 대상포진은 60세 이상 성인을 대상으로 예방접종을 실시한다.
정답 ①

10. 노인의 폭염 대응 안전수칙으로 옳지 않은 것은?

① 외출 시 헐렁한 옷차림과 챙이 넓은 모자, 물병을 휴대한다.
② 온도가 높은 한낮에는 외출을 삼간다.

③ 물은 평소보다 자주 마셔 수분을 충분히 보충해야 한다.
④ 식사는 가볍게 한다.
⑤ 현기증, 두통 등이 있을 때 시원한 장소에서 시원한 음료나 물을 허겁지겁 마시도록 한다.

해설 현기증, 두통 등이 증상이 있을 때 시원한 장소에서 쉬고 시원한 물 또는 음료를 천천히 마시도록 한다.

정답 ⑤

11. 다음 중 노인의 겨울철 안전수칙에 대한 설명으로 옳지 않은 것은?

① 장기간 따뜻한 장소에 있을 때 갑자기 찬 곳으로 나가지 않아야 한다.
② 움직임에 둔한 옷은 피한다.
③ 술을 많이 마신 다음 날의 외출은 가급적 삼간다.
④ 운동시간은 낮시간보다 새벽시간을 이용한다.
⑤ 주머니에 손을 넣고 걷지 않도록 한다.

해설 운동시간은 새벽시간보다 낮시간을 이용한다.

정답 ④

CHAPTER 03

기본 요양보호각론

CHAPTER 03

기본 요양보호각론

01. 신체활동 지원

1. 식사 돕기

(1) 기본원칙

① 식사 전 대상자가 균형잡힌 식사를 하고 있는지, 적절한 양의 식사를 하고 있는지, 불편한 점이 있는지 살핀다.

② 식사 전 몸을 움직이거나 잠시 밖에 나가 맑은 공기를 마시면 기분이 좋아지고 식욕이 증진된다.

③ 식사할 때 대상자가 사레들리거나 숨을 쉬지 못하는 경우 식사를 중단하고 즉시 간호사, 관리책임자나 시설장에게 알려야 한다.

④ 재가요양보호 대상자는 음식 준비부터 섭취까지 전반적 과정을 돕는다.

⑤ 대상자의 씹거나 삼키는 능력을 고려하여 일반식, 잘게 썬 음식, 갈아서 만든 음식, 유동식 등의 식사를 준비한다.

(2) 식사 자세

1) 올바른 식사 자세

대상자가 의자에 앉았을 때 식탁의 윗부분이 대상자의 배꼽 높이에 오는 것이 가장 좋다.

2) 앉은 자세

몸을 의자 깊숙이 앉고 식탁에 팔꿈치를 올릴 수 있을 정도까지 의자를 충분히 당겨주어 자연스럽게 식사하도록 한다.

3) 침대에 걸쳐 앉은 자세

넘어지지 않도록 대상자에게 맞춰 왼쪽이나 오른쪽 또는 앞뒤에 쿠션을 대준다.

4) 침대 머리를 올린 자세

침대에서 일어나거나 앉을 수도 없는 경우 침대의 각도를 약 30~60° 높인다.

5) 편마비 대상자의 식사 자세

편마비 대상자는 건강한 쪽을 밑으로 하여 약간 옆으로 누운 자세를 취한 후 마비된 쪽을 베개나 쿠션으로 지지하고 안정된 자세를 취하게 한 후 음식을 제공한다.

(3) 경관영양 돕기

코를 통해 비위관을 위까지 넣어 영양액을 공급하는 방법으로, 입으로 식사를 할 수 없는 상태에서 영양공급이 불충분할 때 영양을 공급하는 하나의 방법이다.

1) 기본원칙

① 대상자의 의식이 없어도 식사의 시작과 끝을 대상자에게 이야기한다.
② 비위관이 새거나 영양액이 역류하면 비위관이 열려있는지 확인하고, 간호사에게 연락하여야 한다.
③ 대상자가 무의식적으로 빼려고 할 때 빠지지 않도록 반창고 등으로 비위관을 잘 고정한다.
④ 너무 진한 농도의 영양을 주입하거나 너무 빠르게 주입하면 설사나 탈수를 유발할 수 있다.
⑤ 콧속에 분비물이 축적되기 쉬우므로 비위관 주변을 청결히 하고 윤활제를 바른다.

(4) 투약 돕기

1) 기본원칙

① 대상자에게 정확한 약물인지 확인한다.
② 정확한 용량과 시간에 투약을 돕는다.
③ 투약 후 평소와는 다른 이상반응이 나타나는지 관찰한다.

2) 주의사항

① 약은 되도록 약국에서 가져온 상태로 투약하도록 돕는다.
② 유효기간이 지났거나 확실하지 않은 약은 절대 사용하지 않는다.
③ 처방된 이외의 약을 섞어 주지 않는다.
④ 잘못 복용했을 경우 시설장이나 관리책임자, 간호사에게 보고한다.
⑤ 요양보호사가 임의로 약을 갈거나 자르지 말고 의료진에게 문의하여 지시에 따른다.

3) 약 보관방법

① 알약 : 원래의 약 용기에 넣어 햇빛을 피해 보관한다.
② 가루약 : 가루약은 물기가 없는 숟가락을 사용한다.
③ 시럽제 : 서늘한 곳에 직사광선을 피해 보관한다. 한번 꺼낸 시럽은 용기에 다시 넣지 않는다.
④ 안약, 귀약 : 사용 후 약이 나오는 입구 부분을 생리식염수 솜으로 잘 닦아 서늘한 곳에 보관한다.

2. 배설 돕기

(1) 기본원칙

① 배설을 하면 오래 두지 말고 바로 깨끗이 치운다.

② 배설물을 치울 때는 표정을 찡그리는 등 수치스러움과 절망감을 느끼지 않도록 주의한다.
③ 대상자가 최대한 편하게 배설할 수 있도록 배려한다.
④ 항문은 앞에서 뒤로 닦아야 요로계 감염을 예방할 수 있다.
⑤ 대상자가 스스로 할 수 있는 부분을 혼자 할 수 있도록 하는 것이 좋다.

(2) 배설상태 관찰

① 배설 전 : 요의/변의 유무, 하복부 팽만감, 이전 배설과의 간격, 배설 억제
② 배설 중 : 통증, 불편함, 불안 정도, 배변 장애, 배뇨 장애
③ 배설 후 : 색깔, 혼탁의 유무, 배설시간, 잔뇨감, 잔변감, 배설량

(3) 화장실 이용 돕기

1) 기본원칙

① 대상자가 걷기와 앉기가 가능하더라도 균형을 잃고 쓰러질 수 있으므로 항상 낙상에 유의해야 한다.
② 배설물의 뒤처리를 할 때는 앞에서 뒤로 닦아 감염을 예방한다.
③ 대상자가 스스로 할 수 있는 부분은 최대한 스스로 할 수 있도록 격려한다.
④ 화장실은 밝고, 바닥에 물기가 없어 미끄러지지 않도록 관리해야 한다.
⑤ 휠체어를 사용하는 대상자는 휠체어에서 타고 내릴 때나 움직이지 않고 있을 때 반드시 휠체어 잠금장치를 걸어 둔다.

2) 방법

① 침상 가까이 휠체어를 놓는다. 휠체어는 침상난간에 30~45°로 비스듬히 놓고, 타고 내릴 때는 휠체어를 고정하여 잠금장치를 걸어둔다.
② 침대에 걸터앉힌 후 대상자의 양쪽 발 사이에 요양보호사의 발을 넣고 허리를 끌어안아 함께 일어선다.

③ 편마비 대상자는 마비된 쪽을 요양보호사의 무릎 바깥쪽으로 지지하면서 함께 일어선다.

④ 요양보호사는 대상자의 허리를 당기면서 양발을 축으로 몸을 회전시켜 휠체어에 앉힌다.

⑤ 이 때 대상자 무릎에 요양보호사의 무릎을 대어 지지하여, 무릎에 힘이 풀리면서 주저앉는 것을 대비한다.

⑥ 요양보호사의 두 팔로 대상자를 감싸 휠체어 깊숙이 앉힌 후 발 받침대에 발을 올려놓고 화장실로 이동한다.

⑦ 화장실 밖에서 기다릴 때 요양보호사는 중간중간 대상자에게 말을 걸어 상태를 살핀다.

(4) 침상 배설 돕기

1) 기본원칙

① 대상자의 프라이버시를 지켜준다.

② 참지 못하고 실수하는 경우, 대상자가 부끄러워하거나 심리적으로 위축되지 않도록 주의해야 한다.

③ 요양보호사에게 도움을 요청하기를 꺼려하거나 스스로 몸을 움직이는 것이 어려워 요의나 변의를 참고 있을 수도 있으므로 배변시간 간격을 가늠해 둔다.

2) 방법

① 대상자의 프라이버시를 위해 커튼이나 스크린으로 가린다.

② 변기를 따뜻한 물로 데워서 침상 옆이나 의자 위에 놓는다.

③ 배설 시 나는 소리로 위축될 수 있으므로 TV를 켜거나 음악을 튼다.

④ 허리 아랫부분을 무릎덮개로 늘어뜨린 후 바지를 내린다.

⑤ 침대를 올려주거나 대상자가 배에 힘을 주기 쉬운 자세가 될 수 있도록 도와준다.

⑥ 배설이 끝나면 회음부와 둔부를 따뜻한 수건이나 물티슈로 앞에서 뒤로

잘 닦아준다.

⑦ 배설물에 특이사항이 있는 경우 시설장이나 관리책임자, 간호사에게 보고한다.

(5) 이동변기 사용 돕기

1) 기본원칙

① 대상자가 요의나 변의를 말로 표현하지 못하더라도 대상자의 의도를 파악하여 즉시 배설을 해결할 수 있도록 도와준다.

② 배변, 배뇨 훈련에 적극적으로 참여하도록 격려한다.

③ 이동변기는 매번 깨끗이 씻어 배설물이 남아 있거나 냄새가 나지 않도록 관리한다.

④ 배설 시 불필요한 노출을 줄여 프라이버시를 유지하도록 한다.

2) 방법

① 침대와 이동식 좌변기의 높이를 동일하게 맞춘다. 침대에서 이동변기로 이동할 때 넘어지거나 떨어지지 않게 주의한다.

② 침대의 한쪽 바를 내리고 대상자가 변기 가까이로 이동하도록 한다.

③ 대상자의 다리를 내려 두 발이 바닥에 닿게 한다.

④ 편마비의 경우 이동변기는 30~45° 각도로 건강한 쪽에 놓는다.

⑤ 변기에 손잡이가 없는 경우 요양보호사는 이동식 좌변기로부터 먼 발을 대상자 발 사이에 넣고 대상자를 일으켜 대상자 무릎을 이동식 좌변기 쪽으로 밀며 대상자 몸을 회전시켜 변기 앞에 세운다.

⑥ 음악을 틀어 배설 시 소리가 나는 것을 방지한다.

⑦ 배설 후 뒤처리를 하도록 한다(대상자 스스로 할 수 없는 경우 뒤처리를 해준다).

(6) 기저귀 사용 돕기

1) 기본원칙

① 기저귀를 사용하게 되면 기저귀에 의존하게 되어 스스로 배설하던 경향이 사라지고 치매증상 및 와상상태가 더 심해질 수 있으므로 부득이한 경우에만 사용한다.

② 기저귀를 사용하면 피부손상과 욕창이 잘 생기기 때문에 자주 살펴보고 젖었으면 신속히 교체해 주어 피부에 문제가 생기지 않도록 한다.

③ 냄새가 불쾌감을 주므로 환기를 시킨다.

④ 가능하면 대상자가 화장실이나 변기에서 배설할 수 있도록 돕는다.

2) 방법

① 손을 씻은 후 일회용 장갑을 낀다.

② 스크린이나 커튼을 친다.

③ 대상자가 허리를 들도록 하여 기저귀를 교환할 수 있다.

④ 둔부 및 항문부위, 회음부를 따뜻한 물티슈로 닦아낸다. 이 때 회음부는 앞에서 뒤로 닦는다.

⑤ 기저귀의 배설물을 안으로 말아 넣는다.

⑥ 둔부 주변부터 꼬리뼈 부분까지 피부의 발진, 상처 등을 세심하게 살펴보고 가볍게 두드려 마사지한다.

(7) 유치도뇨관의 소변주머니 관리

1) 기본원칙

① 유치도뇨관을 통한 감염증이 생기기 쉬우므로 감염예방에 세심한 주의를 기울여야 한다.

② 소변이 담긴 주머니는 방광 위치보다 높게 두지 않는다.

③ 소변량과 색깔을 매 2~3시간마다 확인한다.

④ 유치도뇨관을 강제로 빼면 요도점막에 손상을 입게 되므로 심하게 당겨지지 않도록 주의한다.

2) 방법

① 연결관의 상태(꺾여있거나 눌려있는지 등)를 확인하여 소변이 소변주머니로 제대로 배출되고 있는지 살핀다.

② 소변주머니를 비울 때는 밑에 있는 배출구를 열어 소변기에 소변을 받은 후 배출구를 잠근다.

③ 소변의 색, 양의 변화가 있는 경우 시설장이나 관리책임자, 간호사에게 보고한다.

④ 소변기의 소변은 지정된 장소에 버린다. 소변 이상 여부 확인 후 바로 비워 냄새가 나지 않도록 한다.

3. 개인위생 및 환경관리

(1) 구강 청결 돕기

① 입 안에 염증이 있는지 확인한다.

② 치료 받아야 할 치아가 있는지, 잇몸 상태는 어떤지 세심하게 관찰한다.

③ 혀 안쪽이나 목젖을 자극하지 않는다.

④ 구강 청결이 끝나면 입술에 바셀린이나 입술보호제 등을 발라준다.

⑤ 컵을 사용하기 어려울 때는 빨대가 달린 컵을 사용한다.

⑥ 칫솔질의 방향이 잘못되면 치아표면이 마모되고, 잇몸을 손상시킬 수 있으니 주의한다.

⑦ 누워 있는 대상자는 옆으로 누운 자세로, 부득이하게 똑바로 누운 자세일 경우에는 상반신을 높여 사레들리지 않도록 주의한다.

(2) 두발 청결 돕기

① 공복, 식후는 피하고 추울 때는 따뜻한 낮시간에 한다.

② 머리를 감기 전 기분, 안색, 통증 유무를 확인하고 대소변도 보게 한다.

2) 통 목욕 시 머리 감기기

① 실내온도는 22~24℃ 정도로 유지한다.
② 물온도는 39~40℃로 유지한다.
③ 양쪽 귀는 물이 들어가지 않도록 귀막이 솜으로 막는다.

3) 침대에서의 머리 감기기

① 침대가 젖지 않도록 방수포를 어깨 아래까지 깔아준다.
② 두피는 손가락 끝으로 마사지한 후 충분히 헹군다.

4) 머리 손질하기

① 대상자의 의견을 존중하여 원하는 기호에 따라 머리 모양을 정리해 준다.
② 누워있는 시간이 많은 대상자의 경우 머리가 짧아야 손질하기 쉽지만, 대상자의 의견을 물어 손질하도록 한다.

(3) 손 · 발 청결 돕기

① 피부에 상처가 나지 않도록 조심한다.
② 오일, 로션 등을 발라주어 보습이 되도록 한다.
③ 혈액순환을 촉진시키기 위해 물온도를 39~40℃로 맞추어 손과 발을 담근다.
④ 손톱깍이를 이용하여 손톱은 둥근 모양으로, 발톱은 일자로 자른다.

(4) 회음부 청결 돕기

① 청결을 위해 전용수건과 거즈 또는 솜을 사용하도록 한다.
② 여성의 회음부는 위에서 아래쪽으로 닦아 감염을 예방한다.
③ 남성은 음경을 수건으로 잡고 양쪽의 겹치는 부분과 음낭의 뒷면도 잘 닦아준다.
④ 불필요한 노출은 삼간다.

⑤ 회음부의 악취나 염증, 분비물 이상이 발견되면 시설장이나 관리책임자 등에게 보고한다.

(5) 세수 돕기

① 눈곱이 없는 눈부터 먼저 닦고, 한번 사용한 수건의 면은 사용하지 않는다.
② 귀지는 의료기관에서 제거하도록 한다.
③ 세안 시 코 안을 깨끗이 닦고 양쪽 콧볼과 둘레를 세심히 닦도록 한다.
④ 깨끗한 수건으로 이마와 볼, 목의 앞, 뒤를 골고루 세심하게 닦는다.
⑤ 대상자가 안경을 사용하는 경우 하루에 한 번 이상 안경 닦는 천으로 잘 닦거나 물로 씻어 깨끗하게 한다.

(6) 면도 돕기

① 면도 전 따뜻한 수건으로 덮어 건조함을 완화시킨 후 면도한다.
② 상처가 있는 부위는 직접 접촉하지 않도록 주의한다.
③ 면도날은 얼굴 피부와 45° 각도를 유지하고, 짧게 나누어 일정한 속도로 면도한다.

(7) 목욕 돕기

1) 통 목욕 시 주의사항

① 목욕 전 소변 또는 대변을 보도록 한다.
② 욕조에 손잡이를 붙이거나 미끄럼방지 매트를 깔아 안전사고를 예방한다.
③ 대상자가 할 수 있는 부분은 스스로 하도록 한다.
④ 대상자가 목욕을 싫어하는 경우 여러 가지 원인이 있을 수 있으므로 세심히 배려한다.
⑤ 혈압이 낮은 대상자는 기립성 저혈압 위험이 있기 때문에 입욕을 하지 않는다.

2) 침상 목욕 시 주의사항

① 침대 위에 방수포를 깐다.
② 눈, 코, 볼, 입 주위, 이마, 귀, 목의 순서로 닦는다.
③ 장운동을 활발하게 하기 위해 배꼽을 중심으로 시계방향으로 닦는다.
④ 등과 둔부는 옆으로 눕게 하여 목 뒤에서 둔부까지 닦는다.

(8) 옷 갈아입히기

① 목욕수건 등을 걸쳐서 노출되는 부분을 최소화시켜 수치심을 느끼지 않도록 한다.
② 옷은 상의와 하의가 분리된 것이 좋고 앞여밈이거나 단추가 있는 옷이 좋다.
③ 편마비, 장애가 있는 경우 건강한 쪽부터 벗고 불편한 쪽부터 입는다.
④ 대상자가 누워만 있는 경우 옷의 구김이 욕창의 원인이 되지 않도록 펴준다.
⑤ 탄력 스타킹은 피부에 화농성 염증이 있거나 동맥 순환 장애가 있는 대상자에게는 사용하지 않는다.

(9) 침상 청결 등 쾌적한 환경 유지하기

1) 온도

① 낮 20~23℃, 밤 18℃
② 복도, 방, 화장실의 온도를 일정하게 유지하여 혈압상승을 예방
③ 땀과 손발 온도를 확인하여 의복과 실내온도를 조절

2) 습도

① 40~60%로 쾌적하게 유지

3) 환기

① 배설, 변기, 폐기물 등의 냄새 발생 시 환기

② 한기를 느끼지 않게 주의

4) 채광

① 직사광선 조절

② 블라인드, 커튼 등을 이용하여 밝기 조절

5) 조명

① 복도, 화장실, 계단에 밝은 조명을 설치하여 사고 예방

② 밤에는 개인등 사용으로 타인 배려

6) 소음

① 불안, 공포, 흥분, 수면장애를 일으키는 소음은 줄임

7) 실내구조

① 현관이나 화장실의 문턱 제거

② 화장실 등에 미끄럼방지턱과 손잡이 설치

③ 휠체어, 보행기, 지팡이 사용이 가능하도록 공간 확보

4. 체위변경과 이동

(1) 기본원칙과 신체정렬

① 대상자의 안정도 및 운동의 능력, 통증, 장애, 질병상황, 심리적인 측면 등을 고려한다.

② 요양보호사의 허리와 가슴 사이의 높이로 몸 가까이에서 잡고 보조한다.

③ 대상자 이동 시 다리와 몸통의 큰 근육을 사용하여 척추의 안정성을 유지한다.

(2) 침대 위에서 이동 돕기

1) 주의사항

① 이동 전 움직이고자 하는 체위를 설명한다.
② 가능한 한 대상자 스스로 움직이게 하고 부족한 부분을 도와준다.
③ 대상자에게 안면창백, 어지러움, 구토 등의 이상증상이 나타나면 원래 자세로 눕히고 관리책임자 및 간호사에게 보고한다.

2) 침대 머리쪽으로 이동

대상자가 발쪽으로 미끄러져 내려가 있을 때 침대 위쪽으로 이동한다.

① 침대 매트를 수평으로 눕힌다.
② 대상자가 협조할 수 있는 경우 : 침대 머리쪽 난간을 잡게 한 후 대상자의 대퇴부 아래에 한쪽 팔을 넣고 나머지 한팔을 이용하여 침상면을 밀며 대상자와 같은 방향으로 움직인다.
③ 대상자가 협조할 수 없는 경우 : 침상 양편에 요양보호사 2인이 마주 서서 한쪽 팔은 어깨와 등 아래를, 다른 팔은 둔부와 대퇴를 지지하여 반대편 사람과 손잡고 옮긴다.

3) 침대 옆으로 눕히기

① 요양보호사는 돌려 눕히려고 하는 방향에 선다.
② 돌려 눕히려고 하는 쪽으로 머리를 돌린다.
③ 옆으로 누웠을 때 팔이 몸에 눌리지 않도록 양손을 가슴에 포개놓는다.
④ 무릎을 굽히거나 돌려 눕는 방향과 반대쪽 발을 다른 쪽 발 위에 올려놓는다.
⑤ 반대쪽 어깨와 엉덩이에 손을 대고, 옆으로 돌려 눕힌다.

⑥ 필요한 경우 베개를 등과 필요 부위에 받쳐준다.
⑦ 한꺼번에 많이 이동하려고 하지 말고 조금씩 나누어 이동한다.

4) 상체 일으키기

① 대상자의 손을 가슴 위에 포개놓는다.
② 요양보호사는 한쪽 팔로 대상자의 목 밑을 받쳐 깊숙이 넣은 후 손바닥으로 반대쪽 어깨 밑을 받쳐준다.
③ 요양보호사의 다른 한 손은 대상자의 포개진 손을 지지한다.
④ 대상자 어깨 밑에 위치한 손바닥으로 상체를 밀어올리면서 요양보호사 쪽으로 몸통을 돌려 일으켜서 앉힌다.

5) 일으켜 세우기

① 앞에서 보조하는 경우

ㄱ. 침대에 가볍게 걸터앉히고 대상자의 발을 무릎보다 살짝 안쪽으로 옮겨준다.
ㄴ. 요양보호사의 무릎으로 대상자의 마비된 쪽 무릎 앞에 대고 지지해 준다.
ㄷ. 양손은 허리를 잡아 지지하고, 대상자 상체를 앞으로 숙이며 천천히 일으킨다.

② 옆에서 보조하는 경우

ㄱ. 대상자를 침대 끝에 앉혀 양발을 무릎보다 조금 뒤쪽으로 위치시킨다.
ㄴ. 요양보호사는 대상자의 마비된 쪽에 위치하고, 발을 대상자의 마비된 발 바로 뒤에 놓는다.
ㄷ. 한 손으로 마비된 대퇴부를 지지하고, 다른 한 손으로는 대상자의 반대쪽 허리를 부축하면서 천천히 일으켜 세운다.

(3) 휠체어 이동 돕기

1) 주의사항

① 휠체어를 선택할 때는 대상자의 신체기능, 체형에 맞는 것을 선택한다.
② 요양보호사는 항상 대상자 가까이에 위치하여 지지한다.
③ 이동 중 바퀴에 옷이나 물체가 걸리지 않도록 유의한다.
④ 이동할 때 속도는 보통걸음을 걷는 속도로 천천히 이동한다.

2) 방법

① 문턱을 오를 때 : 양팔에 힘을 주고 휠체어 뒤를 발로 살짝 눌러 휠체어를 뒤쪽으로 기울이고 앞바퀴를 들어올린다.
② 문턱을 내려갈 때 : 휠체어를 뒤로 돌려서 뒷바퀴를 내려놓고, 앞바퀴를 들어올린 상태로 뒷바퀴를 천천히 뒤로 빼면서 앞바퀴를 내려놓는다.
③ 오르막길을 올라갈 때 : 가급적 낮은 자세로 다리에 힘을 주어 올라간다.
④ 내리막길을 내려갈 때 : 지지면을 유지하면서 휠체어를 뒤로 돌려 뒷걸음으로 내려간다.
⑤ 울퉁불퉁한 길 : 휠체어 앞바퀴를 들어올려 뒤로 젖힌 상태로 이동한다. 높은 경사로는 지그재그로 이동한다.

3) 침대에서 휠체어로 이동하기

① 대상자가 편마비인 경우 건강한 쪽으로 침대에 평행 또는 30~45° 비스듬하게 붙이고 잠금장치를 한다.
② 발 받침대를 젖혀 다리가 걸리지 않도록 한다.
③ 대상자의 건강한 쪽 손으로 고정된 휠체어 팔걸이를 잡도록 한다.
④ 요양보호사 쪽으로 허리를 굽히면서 양발을 축으로 몸을 회전시켜 앉힌다.
⑤ 대상자의 뒤쪽에서 겨드랑이 밑으로 손을 넣어 의자 깊숙이 앉힌다.

4) 휠체어에서 침대로 이동하기

① 대상자의 건강한 쪽이 침대와 붙여 평행 또는 30~45° 비스듬히 휠체어를 두고 잠금장치를 한다.

② 휠체어 발 받침대를 올리고 무릎을 지지한 상태에서 대상자의 발을 바닥에 내려놓는다.

③ 요양보호사 무릎으로 대상자의 마비측 무릎을 지지한 후 대상자 허리를 굽혀 손으로 침대를 지지하게 만든다.

④ 다리를 들어올려 침대에 눕힌다.

5) 바닥에서 휠체어로 이동하기

① 대상자 가까이에 휠체어를 가져와 잠금장치를 한 후 한손으로 휠체어를 잡도록 한다.

② 대상자 양 무릎을 바닥에 지지한 상태에서 무릎을 꿇고 엉덩이를 들어올려 허리를 편다.

③ 대상자 뒤에서 한손으로 허리를 잡아주고 한손으로 어깨를 지지한다.

④ 대상자의 무릎을 세워 일어나도록 도와준 후 휠체어에 앉힌다.

6) 휠체어에서 자동차로 이동하기

① 자동차를 주차할 때 휠체어가 가까이 붙을 수 있는 공간을 확보한다.

② 휠체어 잠금장치를 고정하고 발판을 접은 후 대상자의 양쪽 발이 바닥을 지지할 수 있도록 내려놓는다.

③ 요양보호사의 무릎으로 대상자 마비측 무릎을 지지하고 엉덩이부터 자동차 시트에 앉을 수 있도록 한다.

④ 대상자 다리를 한쪽씩 올려놓은 후 대상자의 엉덩이와 상체를 좌우로 이동시켜 시트 깊숙이 앉도록 한 후 안전벨트를 채워준다.

(4) 보행 돕기

1) 선 자세에서 균형잡기

① 대상자가 한손으로 의자나 손잡이 등을 잡고 약 3분간 서있을 수 있도록 연습한다.

② 서있는 자세가 가능하게 되면 전후좌우로 이동할 수 있도록 보조한다.

2) 보행기 사용 돕기

① 보행기 사용 전 보행기의 손잡이, 고무받침이 닳지 않았는지 확인한다.

② 보행기는 대상자의 팔꿈치가 약 30°로 구부러지도록 조절한다.

③ 보행기를 앞으로 한 걸음 정도 옮기고 나머지 한쪽 발을 보행기 쪽으로 옮긴다.

④ 나머지 한쪽 발을 먼저 옮긴 발이 나간 지점까지 옮긴다.

⑤ 요양보호사는 대상자의 뒤쪽에서 보행벨트를 잡고 걷는다.

3) 지팡이 이용 보행 돕기

① 지팡이는 한 걸음 앞에 놓았을 때 팔꿈치가 약 30° 구부러지는 정도의 길이를 선택한다.

② 대상자의 발 앞 15cm, 옆 15cm 지점에 지팡이 끝을 놓는다.

③ 마비측 다리 → 건강한 쪽 다리 순으로 옮긴다.

④ 옆에서 보조할 때는 요양보호사가 대상자의 겨드랑이에 손을 넣어 넘어지지 않도록 잡고 보행한다.

⑤ 뒤에서 보조할 때는 한 손은 대상자의 허리를 지지하고 다른 한 손은 어깨부위를 지지한다.

(5) 이송 돕기

① 이차손상과 기존상태 악화 방지를 위해 이송순서와 계획을 수립한다.
② 무리하여 혼자서 대상자를 옮기지 않는다.
③ 대상자의 움직임을 최소화해서 이송한다.
④ 외상이 의심될 경우 척추고정판을 이용하여 대상자를 이동한다.
⑤ 외상이 없을 경우 밀고 당길 수 없는 대상자는 들어올린다.

5. 감염 및 안전관리

(1) 감염

1) 감염의 증상

① 감염 부위 : 열감, 통증, 부종, 삼출물 등
② 호흡기계 감염 : 인후통, 기침, 객담 호흡곤란 등
③ 비뇨기계 감염 : 배뇨장애, 배뇨통, 소변색의 변화
④ 기타 : 발열, 안면홍조, 발진, 피곤, 탈수, 근육통 등

2) 감염예방 방법

① 손씻기 : 감염예방의 가장 기본적이고 효과적인 방법
② 분비물 처리
③ 대상자의 위생관리 : 침구, 입었던 옷 등을 깨끗이 세탁하여 청결을 유지한다.
④ 요양보호사의 위생관리 : 보호장구(마스크, 가운, 일회용 장갑) 등을 착용한다.
⑤ 가래가 담긴 흡인병은 분비물을 버리고, 1일 1회 이상 깨끗이 닦는다.
⑥ 카테터 등 고무제품은 15분 이상 끓인 후 쟁반에 널어 그늘에 말린다.

(2) 낙상

1) 낙상 위험 요인

① 시력 · 청력 · 근력 및 균형감각 감퇴

② 신경 및 인지적 변화

③ 저혈당, 부정맥 등의 질환 위험

④ 진정제, 이뇨제, 혈압강하제 등의 약물복용

⑤ 환경적 위험 요인(계단, 미끄러운 바닥, 문턱 등)

2) 장소에 따른 낙상의 예방 방법

① 계단

ㄱ. 손잡이와 미끄럼방지 장치를 설치한다.

② 욕실

ㄱ. 미끄럼방지 매트를 사용한다.

ㄴ. 변기에 팔걸이를 설치한다.

ㄷ. 변기 앞 바닥에 미끄럼방지 깔개를 사용한다.

③ 거실과 복도

ㄱ. 가능하면 문턱을 없앤다.

ㄴ. 주위의 물건을 최소화하고 정리한다.

ㄷ. 미끄럼방지 매트를 사용한다.

ㄹ. 바닥에 있는 물기는 바로 닦는다.

④ 조명

ㄱ. 손에서 가까운 곳에 전등 스위치를 설치한다.

ㄴ. 야간등을 켜둔다.

ㄷ. 스크린, 블라인드를 설치한다.

⑤ 침대

ㄱ. 침대 난간을 설치한다.

ㄴ. 침대 바퀴에는 잠금장치를 한다.

ㄷ. 침대 높이를 낮춘다.

⑥ 화장실

ㄱ. 화장실에 손잡이를 만든다.

ㄴ. 바닥의 물기를 없앤다.

01. 신체활동 지원

1. 다음 중 안연고 투여 방법에 대한 설명으로 옳지 않은 것은? (25회, 28회 기출복원문제)

① 처음 나오는 것은 거즈로 닦아버린다.
② 바깥쪽부터 안쪽으로 안연고를 2cm 정도 짜 넣는다.
③ 비닐장갑을 착용하고 투약한다.
④ 투약 후 대상자에게 눈을 감고 안구를 움직이도록 한다.
⑤ 점안 후 튜브를 멸균생리식염수에 적신 멸균솜으로 닦고 나서 뚜껑을 닫는다.

해설 안쪽부터 바깥쪽으로 안연고를 2cm 정도 짜 넣는다.
정답 ②

2. 대상자의 식사 자세 돕기 방법으로 잘못 연결된 것은? (26회 기출복원문제)

① 편마비 대상자 식사 자세 - 건강한 쪽을 밑으로 하고 약간 옆으로 누운 자세를 취한다. 마비된 쪽은 베개나 쿠션으로 지지하여 안정된 자세를 취한다.
② 침대 머리를 올린 자세 - 침대를 약 90도로 높인다.
③ 앉은 자세 - 의자를 충분히 당겨주어 자연스럽게 식사하도록 한다.
④ 올바른 식사 자세 - 의자에 앉았을 때 식탁 윗부분이 대상자의 배꼽 높이로 와야 한다.
⑤ 침대에 걸터앉은 자세 - 발이 바닥에 완전히 닿아야 안전하다.

해설 침대에서 일어나거나 앉을 수도 없는 경우에는 침대를 약 30~60도로 높인다.
정답 ②

3. 경관영양을 하는 경우에 해당하지 않는 것은?

① 대상자가 의식불능 상태일 때
② 삼키기 힘들 때
③ 마비가 있을 때
④ 식사를 거부할 때
⑤ 음식 섭취가 힘들 정도로 부상이 있을 때

해설 입으로 식사를 할 수 없고 영양공급이 불충분할 경우 관을 통해 영양을 공급해야 한다.
정답 ④

4. 대상자의 경관영양을 도울 때 기본적인 원칙으로 옳지 않은 것은? (25회 기출복원문제)

① 반창고 등으로 비위관을 잘 고정시킨다.
② 매우 천천히 주입한다.
③ 대상자가 의식이 없더라도 시작과 끝을 알린다.
④ 비위관 주변을 청결히 하고 윤활제를 바른다.
⑤ 영양액의 유효기간을 잘 지킨다.

해설 매우 천천히 주입하는 경우 음식이 상할 수 있으므로 주의해야 한다.
정답 ②

5. 대상자의 비위관이 빠졌을 때 요양보호사의 대처방안으로 옳은 것은?

① 임의로 비위관을 밀어넣는다.
② 비위관을 빠진 상태로 둔다.
③ 새것으로 교체해준다.
④ 의료기관에 방문하거나 간호사에게 연락한다.
⑤ 대상자가 스스로 처리할 수 있도록 격려한다.

해설 비위관이 새거나 역류할 때도 반드시 의료기관 방문 또는 시설장 및 관리책임자, 간호사에게 연락한다.
정답 ④

6. 다음 중 대상자의 주사주입 돕기 시 주의사항으로 옳지 않은 것은? (27회 기출복원문제)

① 대상자가 옷을 갈아입을 때 수액세트가 당겨지지 않도록 조심한다.
② 주사 부위가 붉게 되는 경우 조절기를 잠근 후 즉시 간호사에게 보고한다.
③ 바늘 제거 후에는 1~2분간 솜으로 지그시 누른다.
④ 정맥 주입 속도가 일정하게 유지되는 것을 수시로 확인해야 한다.
⑤ 수액병의 위치는 심장보다 낮게 위치한다.

해설 수액병의 위치는 심장보다 높게 위치한다.
정답 ⑤

7. 약 보관 방법으로 옳지 않은 것은?

① 알약은 습기가 많은 곳에 두지 않는다.
② 안약은 상온의 그늘진 곳에 보관한다.
③ 꺼낸 시럽은 다시 병에 넣어 보관한다.
④ 가루약을 먹일 때 숟가락에 이물질이나 물기를 제거한다.
⑤ 귀약은 투약 후 약 나오는 입구를 생리식염수 솜으로 잘 닦아 보관한다.

해설 꺼낸 시럽을 다시 병에 넣으면 약이 변하는 원인이 될 수 있으므로 한번 따른 약은 버려야 한다.
정답 ③

8. 다음 중 침상 배설 돕기의 기본원칙 및 돕기 방법으로 옳지 않은 것은? (25회 기출복원문제)

① 배설물에 이상이 있는 경우 배설물은 즉시 버린 후 시설장이나 관리책임자 등에게 보고한다.
② 불필요한 노출을 방지하고 가려준다.
③ 대상자가 침상에서 편하게 배설할 수 있도록 돕는다.
④ 변의를 참고 있을 수 있으므로 배변시간 간격을 가늠하여 둔다.
⑤ 대상자가 실수하는 경우, 위축되지 않도록 주의해야 한다.

해설 배설물에 이상이 있는 경우 배설물은 버리지 말고 시설장이나 관리책임자 등에게 직접 보여주거나, 그 특징을 정확히 기록하여 보고한다.
정답 ①

9. 다음 중 시설장이나 관리책임자, 간호사 등에게 배설물 상태를 보고해야 하는 경우로 옳지 않은 것은?

① 대변이 심하게 묽거나, 대변에 점액질이 섞여 나오는 경우
② 소변에 거품이 발생하는 경우
③ 소변에 피가 섞여 나오는 경우
④ 대변에 피가 섞여 나와 선홍빛이거나 검붉은 경우
⑤ 소변에 푸른빛의 소변이 나오는 경우

해설 소변에 거품이 발생할 수 있으나 심하게 거품이 발생하는 경우 보고하여야 한다.
정답 ②

10. 대상자의 기저귀 사용 시 요양보호사가 지켜야할 기본원칙으로 옳지 않은 것은?

(25회 기출복원문제)

① 기저귀 교환 시 얼굴을 찡그리거나 불쾌한 표정을 드러내지 않는다.
② 기저귀를 사용하는 경우 상처가 생기는지, 피부가 붉어지는지 등을 잘 확인해야 한다.
③ 냄새가 불쾌감을 주기 때문에 환기를 자주 한다.
④ 대상자가 몇 번 실금을 한 경우 기저귀를 바로 사용하여 도와준다.
⑤ 대상자의 프라이버시를 위해 불필요한 노출은 피한다.

해설 기저귀를 쓰게 되면 대상자가 기저귀에 의존하게 되어 스스로 배설하던 경향이 사라질 수 있다. 부득이한 경우에만 사용하도록 하는 것이 좋다.

정답 ④

11. 유치도뇨관의 소변주머니 관리 시 요양보호사가 지켜야 할 기본원칙으로 옳은 것은?

① 유치도뇨관의 교환이나 방광 세척 등을 자주 해준다.
② 아랫배가 불편하다고 하는 경우 유치도뇨관을 제거해준다.
③ 소변이 담긴 주머니는 방광의 위치보다 높게 두지 않는다.
④ 유치도뇨관의 소변량과 색깔은 하루에 한 번씩 확인한다.
⑤ 유치도뇨관을 갖고 있는 상태에서는 절대 움직일 수 없음을 대상자에게 알린다.

해설 소변주머니가 방광의 위치보다 높게 있으면 감염의 원인이 된다.

정답 ③

12. 대상자의 두발 청결 돕기 시 기본원칙으로 옳지 않은 것은?

① 머리를 감기 전 미리 대소변을 보게 한다.
② 편안한 상태에서 받을 수 있도록 한다.
③ 공복, 식후에 하는 것이 좋다.
④ 날씨가 추운날에는 따뜻한 낮시간에 한다.
⑤ 머리를 감기 전 대상자에게 감아도 되는지 먼저 확인한다.

해설 공복, 식후는 피하는 것이 좋다.

정답 ③

13. 대상자의 세수 돕기 시 요양보호사가 지켜야 할 기본원칙으로 옳지 않은 것은? (26회 기출복원문제)

① 눈 - 눈곱이 끼었을 경우 눈곱이 있는 쪽 눈부터 먼저 닦는다.
② 귀 - 귓바퀴, 귀의 뒷면은 따뜻한 물수건으로 닦는다.
③ 코 - 양쪽 코볼과 둘레를 세심히 닦는다.
④ 입 - 수건에 비누를 묻혀 입술과 주변을 깨끗이 닦는다.
⑤ 한 번 사용한 수건의 면은 다시 사용하지 않는다.

해설 눈곱이 끼었을 경우 눈곱이 없는 눈부터 먼저 닦아낸다.
정답 ①

14. 대상자의 목욕 돕기 시 요양보호사가 지켜야 할 기본원칙으로 옳지 않은 것은? (26회 기출복원문제)

① 건성용 비누를 사용한다.
② 혈압이 낮은 대상자일 경우 입욕 시 차가운 물에서 바로 따뜻한 물로 들어가야 한다.
③ 식사 직후에는 목욕을 피하는 것이 좋다.
④ 미끄럼방지 매트를 깔아 안전사고를 예방한다.
⑤ 대상자가 할 수 있는 부분은 스스로 할 수 있도록 격려한다.

해설 혈압이 낮은 대상자는 기립성 저혈압 위험이 있기 때문에 입욕을 하면 안 된다.
정답 ②

15. 침상에 있는 대상자의 구강 청결을 돕는 방법으로 옳은 것은? (27회 기출복원문제)

① 의치는 아랫니 - 윗니 순으로 끼운다.
② 부득이하게 똑바로 누운 자세에서는 상반신을 높여 사레들리지 않도록 한다.
③ 침상에 있는 대상자는 회복되어 앉을 수 있을 때 시행한다.
④ 몸을 일으켜 입 헹구기를 시킨다.
⑤ 의치는 뜨거운 물을 사용한다.

해설 옆으로 누운 자세로 하는 것이 원칙이나, 부득이하게 똑바로 누운 자세에서는 상반신을 높여 사레들리지 않도록 한다.
정답 ②

16. 감염 발생 부위의 증상으로 옳은 것은? (28회 기출복원문제)

① 삼출물
② 호흡곤란
③ 기침
④ 발열
⑤ 피곤

해설 감염이 발생한 부위에 나타나는 증상 : 열감, 발적, 통증, 부종, 삼출물 등
정답 ①

17. 다음 중 대상자의 흡인물품 관리 방법으로 옳지 않은 것은? (25회 기출복원문제)

① 사용한 물품은 세척 후 사용하기 직전에 소독한다.
② 고무제품은 15분 이상 끓인 후 그늘에서 말린다.
③ 가래가 담긴 흡인병은 재사용하지 않는다.
④ 흐르는 물에 카테터를 비벼 씻는다.
⑤ 전용 냄비에 소독할 컵과 카테터를 넣고 충분히 끓여서 소독한다.

해설 가래가 담긴 흡인병은 분비물을 버리고, 1일 1회 이상 깨끗이 닦는다.
정답 ③

18. 요양보호사가 화재에 대비하는 방법으로 옳지 않은 것은? (25회, 26회 기출복원문제)

① 난로 곁에는 세탁물 등을 널어놓지 않는다.
② 사전에 대피 경로, 화재 예방 및 진화요령 등을 숙지한다.
③ 업무 종료 후 전기기구, 석유, 가스 등이 꺼져있는지 확인한다.
④ 하나의 콘센트에 여러 개의 전기기구를 사용하지 않는다.
⑤ 성냥과 라이터는 손쉽게 닿을 수 있는 곳에 보관한다.

해설 성냥이나 라이터, 양초 등은 노인과 어린이들의 손이 닿지 않는 곳에 보관한다.
정답 ⑤

19. 다음 중 노인장기요양보험에서 장기요양 대상자에게 대여하는 품목이 아닌 것은?

(28회 기출복원문제)

① 전동침대　② 지팡이
③ 욕창예방 매트리스　④ 목욕리프트
⑤ 경사로

해설 대여품목(8종) : 경사로, 목욕리프트, 배회감지기, 수동침대, 수동휠체어, 욕창예방 매트리스, 이동욕조, 전동침대

정답 ②

20. 다음에서 설명하는 휠체어 이동 시 작동법이 가장 어울리는 상황으로 옳은 것은?

요양보호사는 휠체어 앞바퀴를 들어올려 뒤로 젖힌 상태에서 이동한다. 앞바퀴가 지면에 닿지 않게 한다.

① 문턱(도로 턱) 오를 때　② 문턱(도로 턱) 내려갈 때
③ 울퉁불퉁한 길　④ 엘리베이터 타고 내리기
⑤ 내리막길을 내려갈 때

해설 크기가 작은 앞바퀴가 지면에 닿게 되면 휠체어를 앞으로 밀기가 힘들고, 대상자가 진동을 많이 느끼기 때문에 울퉁불퉁한 길에서는 앞바퀴가 지면에 닿지 않도록 한다.

정답 ③

21. 기본 체위 중 휴식하거나 잠을 잘 때 취하는 형태로 옳은 것은?

① 양와위　② 반좌위
③ 측위　④ 복위
⑤ 반우위

해설 바로 누운 자세(양와위) : 천장을 쳐다보며 똑바로 누운 자세로, 휴식을 취하거나 잠을 잘 때의 기본 자세이다.

정답 ①

22. 복위 자세를 취할 때 욕창이 발생하는 부위로 옳지 않은 것은?

① 복장뼈 ② 발등
③ 종아리뼈 아래 ④ 위앞엉덩뼈가시
⑤ 무릎뼈

해설 엎드린 자세(복위) 시 욕창 발생 부위 : 위팔뼈 앞머리, 복장뼈, 위앞엉덩뼈가시, 무릎뼈, 정강뼈능선, 발등
옆으로 누운 자세(측위) 시 욕창 발생 부위 : 아래쪽 귀, 봉우리돌기, 넙다리뼈큰돌기, 넙다리뼈 안쪽 관절융기, 넙다리뼈 아래쪽 관절융기, 정강뼈 위쪽, 종아리뼈 아래
정답 ③

23. 휠체어 이동 시 엘리베이터를 탈 때 가장 옳은 방법은?

① 휠체어가 먼저 들어간다. ② 요양보호사가 먼저 들어간다.
③ 휠체어를 앞으로 들어간다. ④ 휠체어를 뒤로 들어간다.
⑤ 요양보호사가 휠체어를 앞으로 밀면서 들어간다.

해설 휠체어의 뒤로 들어가서 앞으로 밀고 나온다.
정답 ④

24. 대상자를 옆에서 보조하며 일으켜 세우는 방법으로 옳은 것은?

① 대상자는 침대에 걸터앉아 발을 무릎보다 살짝 안쪽으로 옮겨준다.
② 요양보호사는 자신의 무릎으로 대상자의 마비된 쪽 무릎 앞쪽에 대고 지지하여 준다.
③ 한 손으로 대상자의 마비된 대퇴부를 지지한다.
④ 요양보호사의 어깨로 대상자의 가슴쪽을 지지하여 준다.
⑤ 앞으로 넘어지지 않도록 선 자세에서 균형을 잡을 수 있을 때 까지 잡아준다.

해설 대상자를 침대에 앉혀 양발을 무릎보다 조금 뒤쪽에 놓는다. 대상자의 마비된 쪽에 가까이 위치하여, 발을 대상자의 마비된 발 바로 뒤에 놓는다. 한 손으로 대상자의 마비된 대퇴부를 지지하고 다른 한 손으로는 반대쪽 허리를 부축하여 천천히 일으켜 세운다. 양쪽 무릎을 펴서 일어서면 대퇴부에 있는 손을 가슴 부위로 옮겨 상체를 펴서 안정될 수 있도록 한다. ③을 제외한 나머지는 앞에서 보조하는 경우의 도움 방법이다.
정답 ③

02. 가사 및 일상생활 지원

1. 일상생활 지원의 원칙

(1) 기본원칙

① 대상자의 생활방식과 가치관을 존중한다.
② 요양보호사가 할 수 없다고 판단될 때 대상자에게 설명한다.
③ 대상자의 잔존 능력을 파악하여 스스로 할 수 있는 것은 스스로 하도록 격려하고 유도한다.
④ 대상자의 욕구와 문제를 파악하여 요구에 맞는 서비스를 제공하는 것이 중요하다.
⑤ 대상자의 질환 및 특성에 대해 이해하고, 욕구를 파악하여 서비스를 제공한다.
⑥ 일회용품 사용은 가급적 자제한다.
⑦ 서비스 제공 내용과 특이사항을 기록한다.
⑧ 대상자의 욕구를 반영하여 서비스를 제공하되, 우선순위를 정하여 서비스를 제공한다.

(2) 일상생활 지원의 종류

① 신체활동 지원 : 식사 도움, 배설 도움, 목욕 도움, 몸단장하기 등
② 일상생활 지원 : 세탁, 청소, 장보기, 취사 등

2. 식사 준비와 영양관리

(1) 식사 준비

1) 식사 준비 및 식재료 구매 시 기본원칙

① 대상자의 식사와 관련된 특이사항은 기록한다.

② 필요량만 구매한다.
③ 식단을 대상자와 함께 정한다.
④ 식재료 구매 시 유통기한을 확인한다.
⑤ 식재료의 적절한 보관과 관리를 도와준다.
⑥ 구매 전 냉장고 안의 품목을 확인한다.
⑦ 대상자의 질환 및 음식섭취 능력에 따라 식재료를 준비한다.

2) 식품 조리 시 기본원칙

① 저작능력이 저하된 대상자 : 재료를 푹 끓이거나 믹스에 갈아서 준비
② 연하능력이 저하된 대상자 : 부드러운 재료를 선택하고 충분히 끓여서 준비
③ 소량씩 나누어 섭취할 수 있도록 준비한다.
④ 가능한 한 짜지 않게 조리한다.
⑤ 딱딱하고 자극적인 음식은 피한다.
⑥ 찜요리는 처음에는 센 불 → 약한 불로 오래 가열하면 담백하고 부드러운 맛을 느낄 수 있다.

(2) 노인 영양관리의 일반원칙

① 고기, 생선, 계란, 콩 등의 반찬을 매일 먹는다.
② 다양한 우유제품이나 두유를 매일 먹는다.
③ 음식은 싱겁게 먹는다.
④ 술은 하루 1잔을 넘기지 않는다.
⑤ 외식할 때는 영양과 위생을 고려하여 선택한다.
⑥ 물을 자주 충분히 마신다.
⑦ 규칙적인 식사를 한다.

(3) 질환별 영양관리

1) 당뇨병 대상자의 식사 원칙

① 매일 일정한 시간에 규칙적으로 골고루 균형잡힌 식사를 한다.

② 당뇨식은 당뇨병을 치료하기 위해 어쩔 수 없이 먹는 특별한 식사가 아니라 건강을 유지하기 위한 일상적인 건강식임을 기억한다.
③ 운동, 경구혈당강하제, 인슐린주사 등 다른 치료와 조화가 이루어질 수 있도록 한다.
④ 주의해야 할 음식 : 설탕, 술, 커피, 탄산음료, 육류 등
⑤ 섭취해야 할 음식 : 채소류, 해조류, 잡곡류, 향신료, 씨앗류 등

2) 고혈압 대상자의 식사 원칙

① 과일과 채소를 충분히 먹는다.
② 동물성 지방은 가능하면 적게 먹는다. 싱겁게 먹는다.
③ 알코올과 카페인은 가급적 피한다.
④ 주의해야 할 음식 : 짠 음식, 지방, 당분, 술, 달걀 노른자, 꽁치, 오징어 등
⑤ 섭취해야 할 음식 : 저염식, 섬유소

3) 암 대상자의 식사 원칙

① 규칙적인 식사와 골고루 먹는 습관을 갖는다.
② 채소 반찬은 매끼 2가지 이상 충분히 먹는다.
③ 과일은 하루 1~2회, 한 가지 이상 먹는다.
④ 우유는 하루 1컵 이상 마신다.
⑤ 양념과 조미료는 적당히 사용하며 너무 맵고 짜지 않게 한다.
⑥ 주의해야 할 음식 : 뜨겁고 찬 음식, 매운 음식, 동물성 지방, 술, 담배, 불에 탄 고기나 생선, 소금에 절인 고기 등
⑦ 섭취해야 할 음식 : 채소, 과일, 우유, 잡곡류 등

4) 만성신부전 대상자의 식사 원칙

① 나트륨 섭취를 제한하여 부종을 예방하고 혈압을 조절한다.
② 체중감소를 방지하기 위하여 신장에 부담을 주지 않는 사탕, 꿀, 설탕, 젤리, 푸딩, 캐러멜, 양갱, 엿, 잼 등의 당분이나 과일 통조림 등을 섭취

한다. 또한 들기름, 참기름, 옥수수기름, 올리브기름 등의 식물성기름, 무염버터 등 지방도 적절히 이용한다.

③ 단백질 섭취량을 제한하여 혈액 내의 질소 분해 산물 축적을 막고 요독증을 예방한다.

단, 단백질 섭취 제한은 신장의 잔존기능에 따라 섭취량을 조절한다.

④ 수분을 너무 많이 섭취하지 않도록 한다.

⑤ 주의해야 할 음식 : 단백질, 염분 및 수분, 인, 칼륨

⑥ 섭취해야 할 음식 : 당질(꿀, 잼, 과일통조림), 지방(식물성기름, 무염버터)

5) 변비 대상자의 식사 원칙

① 규칙적인 식사와 충분한 식사량을 유지한다.

② 물을 충분히 마신다.

③ 섬유소가 많은 잡곡류, 생과일, 생채소를 충분히 섭취한다.

④ 주의해야 할 음식 : 지방, 설탕, 인스턴트 커피, 홍차, 녹차, 콜라 등

⑤ 섭취해야 할 음식 : 해조류, 과일, 곡류, 야채, 나물 등

3. 식품, 식기 등의 위생관리

(1) 식품의 위생관리

1) 식품 위생관리의 기본원칙

① 모든 식품은 유통기한을 확인하고, 설명서에 쓰인 보관방법에 따라 보관한다.

② 유통기한이 지난 식품이나 부패 · 변질된 음식은 폐기한다.

③ 조리된 음식이 남았을 경우는 냉장보관하고 가급적 빨리 섭취하도록 한다.

④ 모든 식품을 다루기 전과 후 항상 철저히 손을 씻는다.

2) 식품별 보관방법

① 생선과 조개류

ㄱ. 내장, 머리를 제거한 뒤 소금물에 씻어 물기를 빼고 한끼 먹을 분량씩 랩으로 포장한 후 지퍼백에 넣어 얼린다.

ㄴ. 바로 쓰지 않을 경우 신문지에 싸서 냉동보관한다.

② 야채

ㄱ. 시금치 등 잎채소는 세워서 보관한다.

ㄴ. 보관 시 씻은 야채는 지퍼백에 넣어 야채실 또는 냉동보관한다.

ㄷ. 껍질을 벗긴 감자는 식초물에 담군 후 냉장보관하면 누렇게 변하지 않는다.

③ 육류

ㄱ. 구입 후 하루 정도 보관할 경우 냉장보관하며, 그 이상은 냉동보관한다.

ㄴ. 육류는 덩어리째 보관해야 세균 증식을 막을 수 있다.

ㄷ. 랩으로 싼 후 라벨지에 구입 날짜를 메모해서 보관한다.

④ 달걀

ㄱ. 신선도 유지를 위해 둥근 부분을 위로, 뾰족한 부분은 아래로 향하게 보관한다.

ㄴ. 표면의 오염물질을 씻기 위해 물로 세척 시 비비면서 씻을 경우 기공을 통해 내부로 흡수되어 변질될 수 있으므로 주의한다.

⑤ 과일

ㄱ. 열대과일은 실온보관하며, 대부분의 과일은 냉장실에 보관한다.

ㄴ. 수박은 사각 또는 둥근 모양으로 썰어서 밀봉보관한다.

ㄷ. 포도는 상한 알을 떼어낸 후 씻어 냉장보관하고, 장기보관하려면 씻지 않은 상태로 신문지에 싸서 냉장보관한다.

⑥ 데친 야채

ㄱ. 국거리용 우거지나 사용하고 남은 야채는 적당히 썰어서 데친 뒤 밀봉하여 먹을 만큼 담아 납작한 모양으로 냉동한다.

(2) 식기 및 주방의 위생관리 방법

1) 싱크대 배수구 : 소다와 식초를 배수구에 부어 악취를 제거한다.

2) 냉장실

① 숯이나 탄 빵조각, 커피, 녹차 티백 등을 넣어 두면 탈취제 역할을 한다.
② 소독용 알코올, 맥주로 닦아주면 악취가 없어진다.
③ 고무패킹은 칫솔에 세제를 묻혀 꼼꼼히 닦아준다.

3) 수세미와 행주

① 행주는 자주 삶아서 사용한다.
② 수세미는 스펀지형보다 그물형이 위생적이다.
③ 행주는 용도에 맞게 젖은 행주와 마른 행주를 구분해서 사용한다.

4) 고무장갑

① 고무장갑은 조리용과 비조리용으로 구분하여 사용한다.
② 습기 찬 고무장갑은 사용하지 않는다.

5) 플라스틱 용기

① 냄새가 나는 용기는 사용한 녹차 티백 2~3개를 뜨거운 물과 함께 부어 하루 정도 보관하면 사라진다.

6) 설거지

① 기름기가 많은 그릇은 키친타월로 기름기를 제거한 후 설거지한다.

② 기름기가 적고 음식물이 덜 묻은 그릇부터 설거지한다.

4. 의복 및 침상 청결관리

(1) 의복 관리

① 옷감의 종류와 세탁방법에 따라 세탁한다.
② 새로 구입한 의류는 세탁한 후 입는다.
③ 입고 벗는 것이 쉬운 옷을 선택한다.
④ 속옷은 흡습성이 좋은 소재, 갈아입기 쉬운 것으로 선택한다.
⑤ 모직물에는 방충제를 넣는다.
⑥ 평소에 자주 입는 옷은 바로 찾을 수 있도록 수납한다.
⑦ 감염이 의심되는 대상자의 의류는 다른 사람의 의류와 구분하여 세탁한다.
⑧ 여벌의 의류를 준비해서 보충한다.
⑨ 입지 못하게 된 의류를 버릴 때는 대상자에게 반드시 동의를 구한다.

(2) 침상 청결관리

1) 침상 청결관리의 기본원칙

① 물건은 찾기 쉽게 정리한다.
② 대상자가 물건을 찾는 데 방해되는 것들은 미리 제거한다.
③ 침상을 정돈할 때는 반드시 대상자의 동의를 구한다.
④ 침상 주변을 정결하게 정리정돈하여 생활에 활력이 생기도록 한다.
⑤ 필요한 물품은 쉽게 손이 닿는 위치에 보관한다.

2) 침구 관리 방법

① 이불 : 햇빛에 잘 말려 살균하고, 이불을 걷을 때는 가볍게 두드린다.
② 요(매트리스) : 최소한 한달에 한번씩 건조시켜서 각종 유해한 세균이나 집진드기를 없앤다.

③ 린넨류 : 3~5일에 한번 세탁하여 햇빛에 말리고 더러워진 시트는 수시로 교환한다.

④ 베개 : 감염 대상자는 모포와 베개에 커버를 씌워 커버만 매일 교환한다.

(3) 세탁 기호에 따른 세탁 방법

세탁 기호	표시 내용
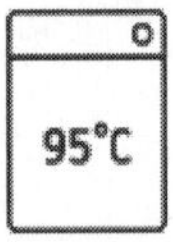	• 95℃ 물로 세탁 • 삶기 가능, 세탁기와 손세탁 가능 • 세제 종류 제한 없음
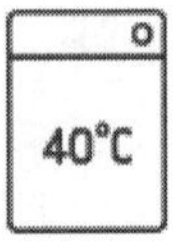	• 40℃ 물로 세탁 • 세탁기, 손세탁 약하게 가능 • 세제 종류 제한 없음
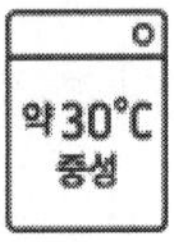	• 30℃ 물로 세탁 • 세탁기, 손세탁 약하게 가능 • 중성세제 사용
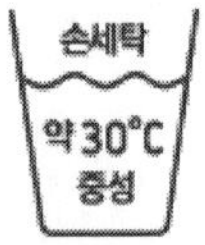	• 30℃ 물로 세탁 • 세탁기 사용 불가, 손세탁 약하게 가능 • 중성세제 사용
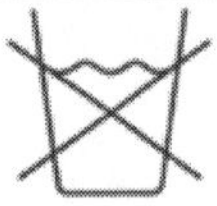	• 물세탁 불가능
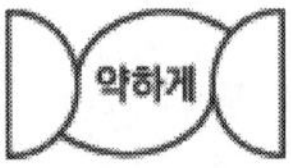	• 손으로 약하게 짜기 • 세탁기 이용 시 단시간에 짜기
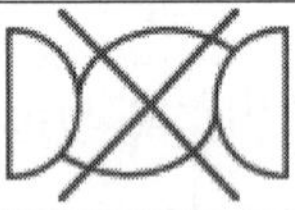	• 짜면 안 됨
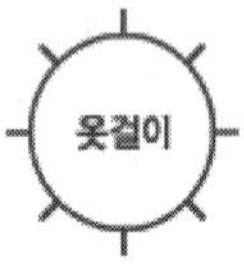	• 햇빛에 건조 • 옷걸이에 걸어서 건조
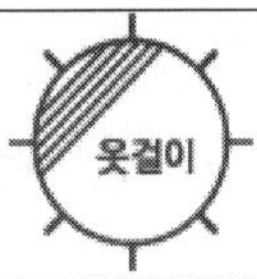	• 그늘에서 건조 • 옷걸이에 걸어서 건조

5. 외출 동행 및 일상업무 대행

(1) 외출 동행

1) 동행 전

① 대상자의 외출 목적에 맞게 외출 준비를 돕는다.
② 교통수단, 교통정보는 미리 숙지한다.
③ 이동보조기구 및 장비를 사용하는 대상자는 미리 점검한다.

2) 동행 중

① 예기치 못한 외부요인 발생 시 대상자 및 가족과 상의하여 대처한다.
② 대상자 상태에 맞게 보행한다.
③ 차량 이용 시 대상자의 몸과 요양보호사를 밀착시켜 안전하게 이동한다.

3) 동행 후

① 외출 후 환기하고 손과 발, 얼굴을 씻고 평상복으로 갈아입는다.
② 외출 시 착용한 의복, 장비 등을 제자리에 보관한다.

(2) 일상업무 대행

1) 대행 전 : 업무 대행 목적을 파악하고 요양보호사가 대행할 수 있는지 확인한 후 준비한다.

2) 대행 중 : 업무 대행이 원활하게 이루어지고 있음을 수시로 확인시켜 신뢰감을 형성한다.

3) 대행 후 : 처리결과를 알기 쉽게 전달하여 만족스러운지를 확인한다.

(3) 정보 제공

1) 제공 전 : 대상자가 원하는 정보를 파악하고 정보를 구하는 방법을 알아본다.

2) 제공 중 : 대상자 개인의 특성에 맞게 전달하고, 충분히 인지할 시간을 준다.

3) 제공 후 : 추가로 알고 싶은 정보가 더 있는지 확인한다.

6. 쾌적한 주거환경 관리

(1) 안전한 주거환경 조성

1) 현관

① 휠체어가 쉽게 통과할 수 있도록 현관이나 계단에 경사로를 설치한다.

② 현관 바닥은 미끄럽지 않은 소재를 사용한다.

③ 문고리는 열고 닫기가 용이하도록 막대형으로 설치한다.

2) 거실

① 전기코드 등의 장애물은 벽쪽으로 고정시켜 통행이 불편하지 않게 한다.

② 비상시를 대비하여 응급호출기와 화재경보기 등을 설치한다.

3) 대상자의 방

① 조용하고 햇빛이 잘 비치는 남향 또는 남동향이 좋다.

② 화장실이나 욕실을 가까운 방으로 선택한다.

③ 자주 쓰는 물품은 항상 손이 닿는 위치에 놓는다.

④ 커튼은 얇은 것과 두꺼운 것을 병용하여 온도, 채광, 소음 등을 조절한다.

4) 부엌과 식당

① 항상 화상 및 화재에 주의한다,

② 깨지지 않는 그릇이나 손잡이가 있는 그릇 등을 사용한다.

③ 식탁은 휠체어에 앉아서도 이용할 수 있는 것으로 고려한다.

5) 화장실과 욕실

① 안전손잡이는 대상자가 쓰기 편한 쪽이나 마비가 없는 쪽, 양변기 옆과

세면대 옆 등 대상자를 고려하여 설치한다.

② 휠체어가 충분히 들어갈 수 있도록 출입문을 넓힌다.

③ 미끄러지지 않는 바닥 소재를 사용하고 미끄럼방지 매트를 깐다.

④ 화장실 및 욕실 사용 후에는 반드시 바닥의 물기를 닦는다.

6) 계단

① 계단과 복도에는 안전손잡이를 설치한다.

② 어두운 저녁에 계단을 내려갈 때 그림자가 생기지 않도록 발밑에 조명을 설치한다.

(2) 쾌적한 주거환경 조성

1) 환기

하루에 2~3시간 간격으로 자주 환기해 심신을 상쾌하게 한다.

2) 실내온도

일반적으로 최적 실내온도는 여름은 22~25℃, 겨울은 18~22℃이지만 항상 대상자의 상태에 맞게 조절한다.

3) 실내습도

습도는 40~60%가 적합하다.

4) 소음

보청기를 사용하는 대상자는 주위의 소음을 주의한다.

5) 채광

채광에 의한 직사광선은 커튼, 발, 블라인드 등을 사용해 가려 준다.

6) 조명

① 빛의 밝기가 공간 전체로 고루 퍼지도록 용도에 맞는 조명등을 설치하는 것이 좋다.

② 야간에는 넘어질 위험이 있는 장소의 조명을 켜둔다.

02. 가사 및 일상생활 지원

1. 다음 중 고혈압 대상자의 식단 주의사항으로 옳지 않은 것은? (25회, 28회 기출복원문제)

① 부득이하게 술을 마실 때에는 1~2잔을 넘지 않도록 한다.
② 저염식이, 카페인 제한, 저지방식이를 지킨다.
③ 과일과 채소를 충분히 먹는다.
④ 국, 찌개 등의 국물 섭취를 늘린다.
⑤ 육류보다는 신선한 생선이나 두부 등을 먹는다.

해설 고혈압 대상자는 국, 찌개 등의 국물 섭취를 줄여야 한다.
정답 ④

2. 다음 중 당뇨병 대상자의 식단 주의사항으로 옳지 않은 것은?

① 규칙적인 식사를 통해 과식을 방지하고 혈당을 조절한다.
② 기름을 많이 사용하는 조리법을 자주 이용한다.
③ 당뇨병 대상자는 어떤 음식을 제한하기보다 적절한 체중 유지와 영양소를 골고루 섭취한다.
④ 약이나 주사 시간에 맞춰 식사와 간식을 배분한다.
⑤ 공복 상태에서의 음주는 피하는 것이 좋다.

해설 육류는 기름기가 적은 붉은 살코기로 섭취하고, 기름을 많이 사용하는 조리법은 가능한 한 피한다.
정답 ②

3. 암을 앓고 있는 대상자가 입안의 통증을 호소하는 경우 대상자를 돕는 방법으로 옳지 않은 것은?

① 오렌지, 귤, 생채소 등을 먹는다.
② 빨대를 이용한다.
③ 입안을 헹구어 음식찌꺼기를 제거한다.
④ 음식을 차게 먹거나 상온으로 먹는다.
⑤ 씹고 삼키기 쉬운 음식을 먹는다.

해설 입안을 자극하는 오렌지, 자몽, 귤, 생채소 등의 음식은 피한다.
정답 ①

4. 다음 중 식품과 식기 등을 위생관리할 때 지켜야 할 기본원칙으로 옳지 않은 것은?
(26회 기출복원문제)

① 식품을 다루기 전과 후에는 항상 손을 씻는다.
② 조리된 음식은 가급적 빨리 섭취한다.
③ 유통기한이 지난 식품은 폐기한다.
④ 보관된 냉동식품은 한번 해동하면 다시 냉동시키지 않는다.
⑤ 설명서에 쓰인 보관방법에 의존하지 않고 요양보호사만의 방식으로 보관한다.

해설 설명서에 쓰인 보관방법에 따라 보관한다.
정답 ⑤

5. 식품의 보관방법으로 잘못 연결된 것은?

① 조개류 : 바로 쓰지 않을 경우 신문지에 싸서 냉동보관한다.
② 달걀 : 둥근 부분이 위로, 뾰족한 부분이 아래로 향하게 한다.
③ 야채 : 잎채소는 눕혀서 보관한다.
④ 과일 : 열대과일은 실온으로, 대부분의 과일은 냉장실에 보관한다.
⑤ 육류 : 오래 보관하려면 냉동실에 보관한다.

해설 시금치와 같은 잎채소는 눕혀서 보관하면 빨리 시들게 되므로 세워서 보관한다.
정답 ③

6. 도마와 칼이 하나밖에 없는 경우 재료 손질하는 순서로 옳은 것은?

① 생선류 – 육류 – 닭고기 – 채소 – 과일
② 닭고기 – 육류 – 채소 – 생선류 – 과일
③ 채소 – 닭고기 – 과일 – 육류 – 생선류
④ 과일 – 채소 – 닭고기 – 육류 – 생선류
⑤ 채소 – 과일 – 육류 – 생선류 – 닭고기

해설 채소 - 과일 - 육류 - 생선류 - 닭고기의 순서로 사용하되, 재료가 바뀔 때마다 세제와 찬물로 깨끗이 씻어서 사용한다.

정답 ⑤

7. 대상자의 쾌적한 주거환경을 위한 방법으로 옳지 않은 것은?

① 자연재해 등 비상사태에 대한 대응책을 고려한다.
② 거실에는 비상시를 대비하여 긴급경보장치와 화재경보기 등을 설치한다.
③ 화장실이나 욕실의 출입문턱은 없애는 것이 좋다.
④ 대상자의 방은 화장실이나 욕실이 가까운 곳에 위치하는 것이 좋다.
⑤ 요양보호사의 희망사항을 고려하여 환경을 만든다.

해설 대상자와 가족의 희망사항을 충분히 고려하여 환경을 조성한다.

정답 ⑤

8. 다음 세탁물 기호가 설명하는 내용으로 옳은 것은?

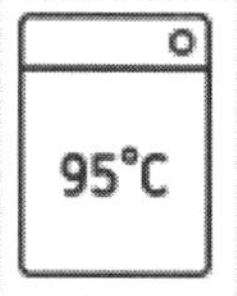

① 10℃ 이상 95℃ 미만의 물로 세탁 ② 세탁기 불가능
③ 손세탁 불가능 ④ 삶기 가능
⑤ 중성세제 사용

해설 95℃ 물로 세탁하고 세탁기, 손세탁, 삶기가 가능하며 세제 종류 제한이 없다.

정답 ④

9. 대상자의 외출 동행 준비 시 지켜야 할 기본원칙으로 옳지 않은 것은? (26회 기출복원문제)

① 대상자의 개인물품이 분실되지 않도록 유의한다.
② 대상자의 욕구에 맞춰 외출계획을 세운다.
③ 외출 전 목적지에 대한 사전정보를 미리 파악한다.
④ 대상자의 건강상태를 고려하지 않고 대상자의 욕구에 맞춰 계획을 세운다.
⑤ 대상자의 만족 여부를 점검한다.

해설 대상자의 건강상태를 충분히 고려하여 계획을 조정한다.
정답 ④

03. 의사소통 및 여가 지원

1. 효율적 의사소통

(1) 의사소통의 필요성

① 대상자와 가족 간의 신뢰관계 형성
② 요양보호서비스 제공 도중 필요한 정보를 원활하게 수집
③ 대상자를 깊이 이해
④ 요양보호사와 대상자의 좋은 관계 형성
⑤ 타 전문직과의 원활한 업무 협조
⑥ 서비스의 질 향상

(2) 의사소통의 유형

1) 메라비언의 법칙 : 상대방과의 의사소통에 영향을 미치는 요소 중 가장 중요한 것은 비언어적 요소(시각적 요소)이며, 그 다음은 음성적 요소(청각적 요소), 언어적 요소(말의 내용)이다.

2) 언어적 의사소통 : 가장 효과적으로 전달할 수 있는 의사소통의 방법이지만 개인 차이로 인한 편차가 크다. 똑같은 단어를 서로 다른 의미로 사용하기도 하고, 감정을 표현하는 방법도 다르며, 어휘의 사용 정도에도 차이가 있다.

3) 비언어적 의사소통

① 용모, 자세, 침묵, 말투, 얼굴 표정, 손짓, 눈짓, 몸짓, 목소리 크기, 씰룩거림, 으쓱거림, 웃음소리 크기, 눈물 등
② 감정적, 정서적 부분이 크게 작용한다.

(3) 효과적인 의사소통 방법

1) 라포(Rapport) 형성

① 서로의 마음이 연결된 상태, 즉 즉 두 사람 사이의 상호 신뢰관계를 나

타내며, 의사소통의 기본을 말한다.

② 신체언어를 맞추고, 눈을 맞추며, 호흡의 리듬을 맞추고, 언어를 맞추는 것이 필요하다.

2) 효과적인 경청 방법

① 상대방의 말을 가로채거나 이야기를 가로막지 않는다.
② 나와 의견이 다르더라도 일단 수용한다.
③ 시선을 맞추며, 적극적으로 듣는다.
④ 상대방이 말하는 동안 경청하고 있음을 표현한다.

3) 효과적인 경청의 방해 요소

① 대충 미루어 짐작하고, 충분히 듣지 않은 상태에서 조언한다.
② 미리 대답을 준비한다.
③ 나와 다른 생각을 반박하고 논쟁하기 위해서 듣는다.
④ 마음에 들지 않을 경우 슬쩍 넘어가며 대화의 본질을 회피한다.

4) 효과적인 말하기 방법['나-전달법'(I-Message전달법)으로 말하기]

① 생각과 감정을 상대방에게 전달할 때 나를 주어로 말한다.
② 상대방의 행동과 상황을 비난 없이 그대로 구체적으로 말한다.
③ 상대방의 행동이 나에게 미치는 영향을 구체적으로 말한다.
④ 그 상황에 대해 내가 느끼는 바를 솔직하게 말한다.
⑤ 상대방에게 내가 원하는 바를 명확하게 말한다.
⑥ 상대방에게 전달할 말을 건넨 후 상대방의 말을 경청한다.

5) 효과적인 말하기의 방해 요소

① 자신의 잘못은 없고 모든 일에 전문가이기 때문에 항상 옳다고 주장한다.
② 자신은 당연히 보호받아야 한다고 생각하고 말한다.
③ 말할 때 부족하고 자신감 없는 태도를 보인다.

6) 침묵

긍정적이고 수용적인 침묵으로 대상자로 하여금 말할 수 있는 용기를 준다.

7) 수용

대상자를 있는 그대로 받아들여 그의 특성 모두를 인정하고 존중하는 태도이다.

(4) 말벗하기

① 대상자와 과도한 의존관계를 형성하지 않는다.
② 아이처럼 취급하거나 반말, 명령조의 언어를 사용하지 않는다.
③ 대상자의 신체적, 심리적, 사회적 특성에 대해 이해한다.
④ 대상자의 기분과 감정에 공감한다.

2. 의사소통 장애가 있는 대상자와의 의사소통 방법

(1) 노인성 난청

① 입 모양을 볼 수 있도록 밝은 방에서 대화한다.
② 어깨를 다독이거나 눈짓으로 신호를 주면서 대화한다.
③ 말의 의미를 이해했는지 확인한다.
④ 보청기의 작동상태를 확인하고 입력은 크게, 출력은 낮게 조절한다.
⑤ 천천히 차분하게 또박또박 말한다.

(2) 시각 장애

① 지시대명사를 사용하지 않고 대상자를 중심으로 오른쪽, 왼쪽을 설명하여 원칙을 정해 놓는 것이 좋다.
② 대상자와 신체접촉을 하기 전 먼저 말을 건네어 설명한 후 진행한다.
③ 이미지 전달이 어려운 사물 등은 촉각으로 이해시킨다.
④ 대필하게 되는 경우 정확하게 받아 쓰고 내용을 다시 확인한다.

⑤ 대상자가 이해하기 쉬운 언어를 사용하고 천천히 정확하게 말한다.

(3) 언어 장애

① 대화에 주의를 기울이고, 소음이 있는 곳은 피한다.
② 눈을 깜빡이거나 손짓, 손에 힘을 주거나 고개를 끄덕이는 등으로 의사 표현하게 한다.
③ 실물, 그림판, 문자판 등을 이용한다.
④ 알아듣고 이해가 된 경우에는 '예, 아니요' 등으로 짧게 대답한다.

(4) 판단력, 이해력 장애

① 어려운 표현은 사용하지 않는다.
② 짧은 문장으로 천천히 이야기한다.
③ 몸짓, 손짓을 이용하고 필요한 경우 실물, 그림판, 문자판 등을 이용하여 이해를 돕는다.
④ 불쾌감을 주는 언어를 사용하거나 아이처럼 취급하여 반말을 하지 않는다.

(5) 주의력결핍 장애

① 주의력에 영향을 주는 환경적 자극을 최대한 줄인다.
② 대상자와 눈을 맞추며, 명확하고 간단하게 단계적으로 제시한다.
③ 구체적이고 익숙한 사물에 대하여 대화한다.
④ 목표를 인식하고 단순한 활동을 먼저 제시한다.
⑤ 주변 사람들에게 주의력결핍 장애에 대한 이해를 구한다.

(6) 지남력 장애

① 대상자의 이름과 존칭을 함께 사용한다.
② 대상자를 대할 때 일관성 있게 대하도록 노력한다.

③ 시간, 장소, 사람, 날짜, 달력, 시계 등을 자주 인식시킨다.
④ 모든 물품에 이름표를 붙이고 주의사항을 그림이나 문서화한다.

3. 여가활동 돕기

(1) 여가활동의 필요성

① 대상자의 신체적 기능 감소를 예방
② 대상자의 노후 적응, 심리적 안정감, 생활만족도 증가
③ 대상자의 효율적인 시간 활용
④ 대상자의 자기발전

(2) 여가활동의 유형

유형	내용
자기계발활동	책읽기, 독서교실, 그림그리기, 서예교실, 시낭송, 민요교실
가족중심활동	가족 소풍, 가족과의 대화, 외식나들이
종교참여활동	교회, 사찰, 성당가기
사교오락활동	영화, 연극, 음악회, 전시회
운동활동	체조, 가벼운 산책
소일활동	텃밭 야채가꾸기, 식물가꾸기, 신문보기, 텔레비전 시청, 종이접기

(3) 노인의 여가활동 돕기

① 대상자에게 어렵지 않고 흥미를 느낄 수 있는 것이어야 한다.
② 대상자가 적극적으로 여가활동에 참여할 수 있도록 동기를 부여한다.
③ 대상자의 신체적 상태 등을 고려해 알맞는 개별적인 프로그램을 지원한다.
④ 대상자의 성격, 선호 등에 따라 개인적 차이를 고려하여 지원한다.
⑤ 대상자에게 여가활동에 대해 충분히 설명하고 동의를 얻어야 한다.

03. 의사소통 및 여가 지원

1. 비언어적 소통 방법이 아닌 것은?

① 용모
② 대화
③ 침묵
④ 얼굴 표정
⑤ 목소리 크기

해설 비언어적 의사소통에는 용모, 자세, 침묵, 말투, 얼굴 표정, 손짓, 눈짓, 몸짓, 목소리 크기, 웃음소리 크기 등이 있다.
정답 ②

2. 메라비언의 법칙에 따르면 대화를 하는 데 영향을 미치는 요소 중 가장 중요한 것은 (　　) 요소라고 한다. (　) 안에 들어갈 내용으로 알맞은 것은?

① 시각적
② 후각적
③ 촉각적
④ 말의 내용
⑤ 청각적

해설 메라비언의 법칙 : 대화를 하는 데 영향을 미치는 요소 중 가장 중요한 것은 시각적 요소, 청각적 요소, 말의 내용 순이다.
정답 ①

3. 비언어적 의사소통 방법 중 바람직하지 않은 태도로 옳지 않은 것은? (26회 기출복원문제)

① 들뜬 듯한 목소리
② 계속해서 손을 움직이는 태도
③ 지나친 머리 끄덕임
④ 신경질적인 웃음
⑤ 대상자를 향해 약간 기울인 자세

해설 대상자를 향해 약간 기울인 자세는 비언어적 의사소통 방법 중 바람직한 태도이다.
정답 ⑤

4. 상대방의 표현을 비평없이 있는 그대로 받아들이는 것으로, 대상자의 말에 충고나 답을 주는 것이 아닌 있는 그대로의 감정을 느끼게 해주는 의사소통 방법으로 옳은 것은?

(26회 기출복원문제)

① 침묵 ② 수용
③ 비판 ④ 라포 형성
⑤ 경청

해설 수용은 단순한 동의나 칭찬과는 달리 대상자는 수용을 통해 긴장이 감소되고 자신감이 증진된다.
정답 ②

5. 다음 중 노인성 난청이 있는 대상자와 이야기하는 방법으로 옳지 않은 것은?

(26회 기출복원문제)

① 몸짓, 얼굴 표정 등은 오해를 줄 수 있으므로 가만히 있는다.
② 입을 크게 벌리며 정확하게 말한다.
③ 대상자의 눈을 바라보며 이야기한다.
④ 말의 의미를 이해할 때까지 되풀이한다.
⑤ 의사소통을 위한 정보제공에 더 많은 시간을 할애한다.

해설 몸짓, 얼굴 표정 등으로 대상자에게 이야기 전달을 한다.
정답 ①

6. 다음 중 시각 장애 대상자와 이야기하는 방법으로 옳지 않은 것은?

① 여기, 이쪽 등의 지시대명사를 사용한다.
② 대상자와 보행 시 요양보호사가 반보 앞으로 나와 걷는 것이 좋다.
③ 대상자가 읽고 싶어 하는 것을 읽어주고 고유명사 등은 자세히 설명한다.
④ 대상자가 이해할 수 있는 언어를 사용한다.
⑤ 대상자를 중심으로 오른쪽, 왼쪽을 설명하여 원칙을 정하는 것이 좋다.

해설 여기, 이쪽 등의 지시대명사는 사용하지 않고 사물의 위치를 정확하게 시계방향으로 설명한다.
정답 ①

7. 다음 중 언어 장애 대상자와 이야기하는 방법으로 옳지 않은 것은?

① 집중력을 높이기 위해 소음이 심한 곳에서 대화를 한다.
② 그림판, 문자판 등을 이용하여 대화한다.
③ 질문에 대한 답변이 끝나기 전 다음 질문을 하지 않는다.
④ 알아듣고 이해가 된 경우에는 '예, 아니요'라고 짧게 대답한다.
⑤ 손짓, 고개 끄덕임 등으로 표현하게 한다.

해설 대화에 주의를 기울여야 하며, 소음이 있는 곳을 피한다.
정답 ①

8. 판단력, 이해력 장애를 가진 대상자와 이야기하는 방법으로 옳지 않은 것은? (25회 기출복원문제)

① 대하기 편하도록 어린아이와 같이 반말을 사용한다.
② 실물, 그림판 등을 이용하여 이해를 돕는다.
③ 어려운 표현은 사용하지 않는다.
④ 상대의 속도에 맞추어 천천히 이야기한다.
⑤ 짧은 문장으로 천천히 이야기한다.

해설 아이처럼 취급하여 반말을 하지 않도록 한다.
정답 ①

9. 주의력 장애 대상자와 이야기하는 방법으로 옳지 않은 것은? (26회 기출복원문제)

① 주위 환경적 자극을 최대한 줄인다.
② 메시지를 천천히 반복한다.
③ 구체적이고 익숙한 사물에 대하여 대화한다.
④ 대상자의 눈을 최대한 피하며 대화한다.
⑤ 명확하고 간단하게 단계적으로 제시한다.

해설 대상자와 눈을 맞추며 이야기한다.
정답 ④

10. 장기요양 2~3등급 대상자의 여가활동 유형이 다르게 연결된 것은? (26회 기출복원문제)

① 소일활동 – 텃밭 야채가꾸기
② 종교참여활동 – 교회, 사찰가기
③ 자기계발활동 – 영화, 연극, 음악회
④ 가족중심활동 – 가족 소풍, 외식 나들이
⑤ 운동활동 – 체조, 걷기

해설 사교 오락활동 – 영화, 연극, 음악회, 전시회 등
정답 ③

04. 장기요양서비스 이용 지원

1. 장기요양서비스 이용 절차 및 지원

(1) 장기요양서비스 이용 절차

① 서비스 신청접수 및 방문상담 : 대상자 또는 가족이 전화나 방문서비스를 통해 상담받는다.
② 서비스 제공 계획 수립 : 가정방문하여 대상자의 기능 상태와 욕구 평가에 따라 서비스 제공 계획을 세운다.
③ 서비스 이용 계약 체결 : 서비스 제공 계획의 내용을 충분히 인지하고 동의 후 계약한다.
④ 서비스 제공 : 체결된 제공 계획서를 바탕으로 서비스를 제공한다.
⑤ 모니터링 실시 / 서비스 종료 또는 계속 : 만족스러운 서비스가 제공되는지 모니터링하고, 대상자의 사망 혹은 타 기관 이관 시 서비스는 종료된다.

(2) 장기요양서비스 이용 지원을 위한 요양보호사의 역할

요양보호사는 장기요양기관이 작성한 서비스 제공 계획에 따라 대상자에게 서비스를 제공해야 한다. 또한 서비스 제공 중 대상자의 상태 변화 등의 이유로 서비스 내용을 변경할 때는 관리책임자에게 보고한다.

2. 지역보건복지사업과의 연계

(1) 장기요양 등급외자

장기요양인정신청을 통해 등급판정을 받은 대상자에게는 장기요양서비스가 제공되고, 등급판정을 받지 못한 등급외자에게는 지역사회의 각종 보건복지서비스가 제공된다.

1) 등급외자의 신체 및 인지 상태

등급외 A형 (45점 이상~ 51점 미만)	거동	• 실내 이동 시 지팡이를 이용해 자립 • 목욕하기, 화장실 이용 시 약간의 도움 필요 • 수발자 없이 장시간 혼자 집안에 머물기 가능
	인지	• 약간의 인지력 저하 • 프로그램 참여 등 복지관 이용 가능
등급외 B형 (40점 이상~ 45점 미만)	거동	• 실내 이동 시 자립, 실외도 자립 비율이 높음 • 목욕에 약간의 도움 필요하나 대부분 자립
	인지	• 단기기억 장애나 판단력 장애 등 약간의 인지력 저하 • 문제행동은 거의 없음
등급외 C형 (40점 미만)	거동 · 인지	• 혼자서 일상생활이 가능하여 건강증진 등 예방서비스가 필요함

(2) 지역보건복지사업의 내용

1) 시 · 군 · 구

① 노인돌봄종합서비스

ㄱ. 대상 : 만 65세 이상 장기요양 등급외 A형, B형에 해당하며, 노인가구 소득이 전국가구 평균소득의 150% 이하

ㄴ. 서비스 내용 : 식사, 세면 도움, 옷 갈아입히기, 체위 변경, 외출 동행, 청소, 세탁 등

② 노인돌봄기본서비스

ㄱ. 대상 : 등급외 A형, B형에 해당하면서 독거노인 우선 선정

ㄴ. 서비스 내용 : 가정방문, 유선 등을 통한 안전 확인, 생활교육 등

③ 노인복지관, 사회복지관

ㄱ. 대상 : 등급외 A형, B형, C형

ㄴ. 서비스 내용 : 목욕서비스, 기능회복 지원, 건강증진 지원

④ 보건소

ㄱ. 방문건강 관리 : 등급외 A형, B형(우선적으로 대상 선정) 대상으로 빈곤, 질병, 장애, 고령 등 건강위험 요인이 큰 취약계층가구를 간호사 등 전문인력이 방문하여 건강관리서비스를 제공

ㄴ. 치매 조기검진 : 등급외 A형, B형 중 인지기능에 이상이 있고 문제행동이 있는 자를 대상으로 치매 선별검사, 치매 정밀검사, 치매 치료관리비 지원 등의 서비스 제공

ㄷ. 건강증진프로그램 참여 : 등급외 C형은 보건소에서 실시하는 운동, 금연, 건강생활실천 프로그램 참여

2) 국민건강보험공단

① 만성질환자 사례관리사업 : 등급외자 중 고혈압, 당뇨, 관절염 등의 질환을 앓고 있는 노인을 대상으로 건강관리 및 의료이용에 관한 정보제공 및 생활습관 개선 등의 상담 서비스

② 노인건강사업 : 등급외 B, C형 대상으로 노인체조, 게이트볼, 스트레칭, 생활댄스 등 경로당, 마을회관, 운동경기장 등에서 실시

3. 사례회의 및 간담회

(1) 사례회의

사례회의란 대상자의 상황과 제공되는 서비스의 질에 대해 점검하고 평가하여 대상자의 욕구에 맞는 서비스를 제공하기 위한 회의이다.

(2) 간담회

간담회란 요양보호사들이 서로 정보와 경험을 공유하고, 장기요양기관이 요양보호사들로부터 애로사항을 듣기 위한 회의이다.

04. 장기요양서비스 이용 지원

1. 만 65세 이상 장기요양 등급외 A, B형을 대상으로 노인가구 소득이 전국가구 평균소득의 150% 이하에 해당하는 노인이 받을 수 있는 서비스로 옳은 것은? (25회 기출복원문제)

① 노인돌봄종합서비스
② 노인돌봄기본서비스
③ 노인복지관
④ 사회복지관
⑤ 보건소

해설 노인돌봄종합서비스 대상 : 만 65세 이상 장기요양 등급외 A, B형 대상, 노인가구 소득이 전국가구 평균소득의 150% 이하

정답 ①

2. 등급외 A형, B형에 해당하면서 독거노인 우선 선정으로 가정방문, 유선 등을 통한 안전확인, 생활교육, 서비스 연계 등의 예방서비스로 옳은 것은?

① 노인돌봄종합서비스
② 노인돌봄기본서비스
③ 노인복지관
④ 사회복지관
⑤ 보건소

해설 노인돌봄기본서비스에 대한 설명으로 노인돌봄종합서비스, 재가노인복지서비스를 받고 있으면 대상에서 제외된다.

정답 ②

3. 요양보호사들이 서로 정보와 경험을 공유하고, 장기요양기관이 요양보호사들의 애로사항을 듣기 위해 개최하는 회의로 옳은 것은?

① 간담회의
② 사례회의
③ 요양보호사 동호회
④ 요양보호사 동아리
⑤ 장기요양기관 동호회

해설 간담회는 요양보사들이 서로 정보와 경험을 공유하고, 장기요양기관이 요양보호사들의 애로사항을 듣기 위해 개최하는 회의이다.

정답 ①

05. 요양보호 기록 및 업무보고

1. 요양보호 기록

(1) 요양보호 기록 목적

① 질 높은 서비스 제공 시 도움
② 지도, 관리를 받는 데 도움
③ 요양보호사의 활동 입증
④ 대상자 가족과의 정보공유(원활한 의사소통)
⑤ 시설장 및 관련 전문가에게 중요한 정보제공
⑥ 요양보호서비스의 연속성 유지
⑦ 요양보호사 역할의 표준화 및 책임성 제고

(2) 요양보호 기록 방법

1) 요양보호 기록의 종류와 기록 내용

① 장기요양급여제공기록지 - 서비스 제공내용 및 시간
② 상태기록지 - 대상자의 섭취, 배설, 목욕 등의 상태
③ 사고보고서 - 사고내용과 대응결과
④ 인수인계서 - 인수인계업무 내용

2) 요양보호 기록 시 기본원칙

① 숨김없는 객관적인 사실을 그대로 기록한다.
② 육하원칙(누가, 언제, 어디서, 무엇을, 어떻게, 왜)에 맞춰 기록한다.
③ 기록은 미루지 않고 가능한 한 빠른 시간 내에 작성한다.
④ 공식화된 용어로 간단명료하게 기록한다.
⑤ 기록자가 누구인지 명확하게 한다.
⑥ 업무상 알게 된 정보는 외부에 유출하지 않도록 비밀을 유지한다.

2. 업무보고

(1) 업무보고의 중요성

요양보호서비스는 대상자의 상태 및 상황이 언제든지 변화할 수 있고 예기치 못한 사건사고가 발생할 수 있는 만큼 요양보호사는 평상시에도 보고하는 습관을 가져야 한다.

① 대상자에게 더 나은 서비스를 제공할 수 있다.
② 타 전문직과의 업무협조 및 의사소통을 원활하게 해준다.
③ 사고로 인한 피해를 최소화시킬 수 있다.

(2) 업무보고의 원칙

① 객관적 사실에 의거하여 보고한다.
② 육하원칙에 따라 신속하게 보고한다.
③ 보고하고자 하는 내용이 간결하고 중복되지 않도록 한다.

(3) 업무보고의 시기

① 정기보고(일일보고, 주간보고, 월간보고 등)
② 수시보고
ㄱ. 대상자의 상태가 평상시와 다를 때
ㄴ. 계획된 서비스 외에 서비스를 추가하거나 변경할 필요가 있을 때
ㄷ. 새로운 정보를 입수했을 때
ㄹ. 대상자에 대한 새로운 요양보호 방법을 찾았을 때
ㅁ. 업무수행에 있어 실수나 사고가 발생했을 때

(4) 업무보고의 형식

① 구두보고 : 상황이 급하거나 사안이 가벼운 경우

② 서면보고 : 보고내용이 복잡한 경우

③ 전산망 보고

05. 요양보호 기록 및 업무보고

1. 요양보호사가 기록을 어려워하는 이유에 해당하지 않는 것은?

① 기록에 대한 지침이 없다.
② 글을 쓰는 것 자체에 대한 부담을 느낀다.
③ 요양 업무를 수행하다 보면 기록할 시간이 부족하다.
④ 기록을 하면 다른 사람이 보는 것이 두렵다.
⑤ 업무에 부담이 된다.

해설 글을 쓰는 것에 대한 부담, 업무 부담, 기록 시간의 부족, 기록 방법에 대한 기법 부족, 기록에 대한 지침이 없기 때문에 기록을 어려워한다.
정답 ④

2. 요양보호사가 대상자에게 제공한 서비스의 내용과 시간, 특이사항을 기입한 요양보호 기록의 종류로 옳은 것은? (26회 기출복원문제)

① 장기요양급여제공기록지 ② 업무(근무)일지
③ 체크표 ④ 사고보고서
⑤ 인수인계서

해설 장기요양급여제공기록지 : 요양보호사가 대상자에게 제공한 서비스의 내용과 시간, 특이사항을 기입한 것이다.
정답 ①

3. 다음 요양보호 기록의 종류 중 요양보호사가 작성하는 것이 아닌 것은?

① 욕구평가사정 ② 상태기록지
③ 인수인계서 ④ 업무일지
⑤ 사고보고서

해설 요양보호사가 작성하는 기록의 양식에는 장기요양급여제공기록지, 업무일지, 상태기록지, 사고보고서, 인수인계서가 있다.
정답 ①

4. 요양보호사의 업무보고 원칙으로 옳지 않은 것은?

① 육하원칙에 따라 보고한다.
② 신속하게 보고한다.
③ 보고내용이 중복되지 않도록 한다.
④ 주관적인 사실을 보고한다.
⑤ 간결하고 논리적으로 보고한다.

해설 요양보호사의 주관적 판단이 아닌 객관적 사항을 정확하게 보고해야 한다.
정답 ④

5. 요양보호사의 업무보고 시기로 옳지 않은 것은?

① 대상자의 상태에 변화가 생겼을 때
② 서비스의 추가 및 변경이 필요할 때
③ 사고가 발생했을 때
④ 새로운 정보를 입수했을 때
⑤ 업무 중 시간이 남을 때

해설 업무보고 시기 : 대상자의 상태에 변화가 생겼을 때, 서비스의 변경, 새로운 정보를 입수했을 때, 업무상 실수나 사고가 발생했을 때
정답 ⑤

6. 요양보호 기록의 원칙으로 옳지 않은 것은?

① 공식화된 용어를 사용한다.
② 기록은 미루어두었다가 한번에 신속하게 작성한다.
③ 육하원칙을 바탕으로 기록한다.
④ 기록자를 명확하게 한다.
⑤ 간단명료하게 기록한다.

해설 기록은 미루지 않고, 그때그때 신속하게 작성해야 한다.
정답 ②

CHAPTER 04

특수 요양보호각론

CHAPTER 04

특수 요양보호각론

01. 치매 요양보호 기술

1. 치매 대상자의 일상생활 지원

(1) 치매 대상자의 특징

① 밥을 먹거나, 옷을 입거나, 배변을 하는 등 단순한 동작을 수행하지 못한다.
② 폭력적이고 공격적인 언어를 사용하는 등 행동 장애, 현실과 다른 망상 등으로 큰 소리를 지르거나 소동을 피운다.
③ 과거에는 능숙하게 해내던 활동을 제대로 수행하지 못한다.
④ 일상생활 수행이 어렵다.
⑤ 금방 잊어버린다.

(2) 치매 대상자를 대하는 원칙

① 인간의 존엄성을 지켜주는 요양보호를 해야 한다.
② 규칙적인 생활을 하게 한다.
③ 치매가 있다고 해서 모든 것을 못하는 것은 아니므로 대상자에게 남아 있는 기능을 살릴 수 있도록 돕는다.
④ 대상자의 상태에 맞는 요양보호를 한다.
⑤ 대상자에게 위험이 될 만한 물건과 환경은 사전에 없앤다.

(3) 식사 시 기본원칙

① 치매 대상자가 질병 등의 이유로 가려야 할 음식이 있는 경우 치매 대상자가 접근할 수 없는 장소에 해당 음식을 둔다.

② 소금이나 간장같은 양념은 식탁 위에 놓지 않는다.
③ 치매 대상자는 뜨거운 음식에 대한 판단력이 부족하기 때문에 음식의 온도를 식사 전에 미리 확인한다.
④ 대상자의 식사 습관과 음식에 대한 기호를 최대한 반영한다.
⑤ 그릇은 접시보다는 사발을 사용한다.

(4) 배설 시 기본원칙

① 옷은 쉽게 입고 벗을 수 있는 조이지 않는 고무줄 바지를 입는 것이 좋다.
② 기저귀는 대상자에게 수치감을 유발할 수 있으므로 낮에는 가능하면 사용하지 않는다.
③ 대소변을 잘 가렸을 때는 칭찬을 해주고, 실금한 경우에도 '괜찮다'라고 말한다.
④ 화장실의 위치를 알기 쉽게 표시해 둔다.
⑤ 치매 대상자의 방은 화장실에서 가까운 곳에 배정한다.

[대상자가 화장실에 가고 싶을 때 보이는 비언어적 신호]

- 바지의 뒷부분을 움켜잡고 있다.
- 옷을 들어올린다.
- 구석진 곳을 찾는다.
- 사람들 앞에서 옷을 벗으려고 한다.
- 서성이면서 안절부절한다.

(5) 위생관리 시 기본원칙

① 치매 대상자는 뜨겁거나 차가운 것에 대한 판단력이 부족하기 때문에 미리 목욕물의 온도를 확인한다.
② 목욕탕 바닥이나 욕조가 미끄럽지 않도록 욕조바닥과 욕실바닥에는 매트를 깔아준다.

③ 치매 대상자를 욕실 내에 혼자 머무르게 하지 않는다.
④ 부드러운 칫솔을 사용하여 잇몸 출혈을 방지한다.
⑤ 의치를 하고 있는 대상자는 의치가 잘 맞는지 확인하고, 치주에 염증이 생겼는지 자주 확인해야 한다.
⑥ 치약은 삼켜도 상관없는 어린이용을 사용한다.
⑦ 치매 대상자에게 깨끗하고 계절에 맞는 옷을 제공한다.

(6) 운동 시 기본원칙

① 모든 운동은 머리쪽부터 시작하여 다리쪽으로 진행해야 한다.
② 대상자가 즐길 수 있는 종류의 운동을 선택한다.
③ 가능하면 치매 대상자 스스로 운동을 할 수 있도록 유도한다.
④ 혈압이 높거나 심장병이 있는 대상자는 의사에게 사전검진을 받아야 한다.
⑤ 운동량은 점차 늘리고, 운동 도중 신체적 문제가 발생하면 의료진에게 알려야 한다.

(7) 사고 예방 및 안전 기본원칙

① 치매 대상자의 방은 위생적이고 안전성을 우선적으로 고려하여 배치한다.
② 치매 대상자는 비슷한 색깔을 구분하기 힘들기 때문에 난간, 출입구 및 난로 주변에는 밝은 색의 야광테이프를 붙이는 것이 좋다.
③ 밤에 갑자기 잠에서 깨어 화장실을 갈 수 있으므로 화장실 전등은 항상 켜둔다.
④ 욕실 바닥은 문턱과 차이를 없애고 미끄러지지 않도록 한다.
⑤ 목욕탕에 난간이나 손잡이를 설치한다.
⑥ 주방의 깨지기 쉽거나 위험한 물건은 보관장에 넣어 자물쇠로 채워 관리한다.
⑦ 음식물 쓰레기는 치매 대상자가 그 속에 물건을 버리기도 하고 꺼내먹을 수 있기 때문에 주방 안에 두지 않는다.

⑧ 치매 대상자가 차가 달리는 도중 안에서 문을 열지 못하도록 잠금 장치를 한다.

2. 치매 대상자의 문제행동 원인과 대처

치매 대상자는 치매로 인한 판단력 장애와 기억 장애 때문에 불안 및 혼란을 경험하며, 이는 다양한 문제행동을 유발할 수 있다. 요양보호사는 이러한 문제행동에 대처하기 위해 안전하고 안정된 환경을 조성하고, 각 상황에 맞는 요양보호 서비스를 제공해야 한다.

(1) 반복적 질문이나 행동

1) 원인

① 관심을 얻기 위해서

② 자신이 가진 의문에 대한 해답을 구하지 못해서

③ 자신의 안전을 확인하고 싶어서

2) 기본원칙

① 반복되는 행동을 억지로 고치려고 하지 않는다.

② 치매 대상자 자신이 무엇인가를 할 수 있다는 것에 안정감을 갖도록 도와준다.

③ 치매 대상자의 주의를 환기시킨다.

④ 똑같은 질문에 똑같이 대답하고 행동하는 것보다 다독거리며 안심할 수 있도록 도와준다.

(2) 음식섭취 관련 문제 행동

1) 원인

① 시간개념의 상실 또는 심리적인 불안감으로 과식을 하거나 먹어도 배고픔을 호소한다.

② 음식물인지 아닌지 구별하지 못하여 입에 넣을 수 있다.
③ 계속 같은 종류의 음식만 먹는다.

2) 기본원칙

① 치매 대상자의 식사시간과 식사량을 점검한다.
② 치매 대상자의 체중을 항상 측정하여 평상시 체중과 비교한다.
③ 치매 대상자가 좋아하는 대체식품을 이용한다.
④ 손으로 집어먹을 수 있는 식사를 만들어준다.
⑤ 음식을 잘게 썰어 목이 막히지 않도록 하고, 치매 말기에는 음식을 으깨거나 주스로 만들어준다.

(3) 수면 장애

1) 원인

① 혈관성 치매에 걸리게 되면 뇌순환 장애로 인해 수면각성 리듬이 깨져 수면 장애가 자주 나타난다.
② 외부환경이 불편하거나 안정감이 없을 때 수면 장애가 나타난다.
③ 신체적인 질병을 앓고 있거나 심리적으로 불안하고 걱정이 많을 때 나타난다.

2) 기본원칙

① 치매 대상자에게 알맞은 하루 일정을 만들어, 규칙적인 생활을 하도록 배려한다.
② 수면 환경을 조성한다.
③ 소음을 최대한 없애고 실내온도(적정 침실온도 20~22℃)를 유지한다.
④ 오후와 저녁에는 커피나 술과 같이 수면에 영향을 미치는 음료는 주지 않는다.

(4) 배회

1) 원인

기억력 상실이나 시간, 방향감각 저하를 이유로 혼란스러움, 정서적인 불안감, 배고픔, 화장실을 찾지 못해 안절부절 하는 것 등이 원인이 될 수 있다.

2) 기본원칙

① 신체적 손상을 방지하기 위해 안전한 환경을 제공한다.
② 배회 가능성이 있는 치매 대상자는 관련기관에 미리 협조를 구한다.
③ 집안에서 배회하는 경우 배회코스를 만들어 둔다.
④ 신분증을 소지하도록 한다.
⑤ 상실감이나 욕구와 관련된 배회일 때는 치매 대상자 주변을 친숙한 것으로 채워주고 가족들과 다과 등을 함께 하는 시간을 갖는다.

(5) 의심, 망상, 환각

1) 치매 대상자가 의심이 많은 이유

치매 대상자는 자신의 경험과 주위환경을 이해하는 것이 점차 어려워진다. 또한 물건을 놓은 장소를 점차 기억하지 못한다. 대상자는 이런 상황들을 수용하기 어렵기 때문에 주변사람을 의심하는 경향이 생긴다.

2) 기본원칙

① 치매 대상자가 보고 들은 것에 대해 아니라고 부정하거나 다투지 않는다.
② 요양보호사가 치매 대상자에게 도움을 주려고 한다는 확신을 갖게 한다.
③ 치매 대상자가 물건을 두는 장소를 미리 파악해 놓는다.
④ 동일한 물건을 잃어버렸다고 자주 의심하는 경우, 미리 같은 물건을 준비해 두었다가 잃어버렸다고 주장할 때 내놓음으로써 안심시킨다.
⑤ 치매 대상자의 감정을 이해하고 수용한다.

(6) 파괴적 행동

1) 원인

치매 대상자들은 일상적으로 해왔던 일을 기억하지 못하고 현재 감정상태에만 반응한다. 특히 여러 가지를 동시에 생각하여 수행하지 못하는 것에 대해 스스로 분노를 느끼며 파괴적 행동을 할 수 있다.

2) 기본원칙

① 파괴적 행동반응을 유발하는 사건을 사전에 미리 예방한다.

② 모든 신체언어는 위협적으로 느끼지 않도록 한다.

③ 파괴적 행동은 고집스러움이나 심술을 부리려는 의도에서 나온 것이 아니라 치매에 의한 일종의 반응 양식임을 이해하여야 한다.

④ 요양보호사는 빠르게 움직이지 말고, 천천히 안정된 태도로 움직인다.

⑤ 치매 대상자의 수준에 맞는 의사결정권을 준다.

(7) 석양증후군

석양증후군이란 치매 대상자가 해질녘이 되면 더욱 혼란스러워지고 불안정하며, 의심 및 우울 증상을 나타내는 현상이다.

1) 특성

낮에는 온순하지만 저녁 8~9시만 되면 갑자기 침대 밖으로 뛰쳐나오거나, 옷을 벗거나, 방을 왔다 갔다 하며 문을 덜거덕거리거나, 바닥을 뒹굴고 침대 위로 뛰어오르는 행동 등을 하게 된다.

2) 기본원칙

① 낮시간 동안 움직이거나 활동하게 한다.

② 대상자를 밖으로 데려가 산책을 한다. 맑은 공기는 정신을 맑게 하고 들뜬 마음을 가라앉힌다.

③ 따뜻한 음료수, 등 마사지, 음악듣기 등은 잠드는 데 도움이 된다.
④ 치매 대상자가 소리를 지르거나, 몸부림치거나, 화내거나, 고집부리는 행동을 악화시킬 수 있기 때문에 신체적인 제한은 하지 않는다.
⑤ 요양보호사는 치매 대상자를 관찰할 수 있는 곳에서 활동하고, 친구가 되어 준다.

(8) 부적절한 성적 행동

치매로 인해 과잉 성행동을 하는 대상자는 일부분이며, 성행동이 감소하는 경우가 대부분이다. 옷이 너무 꽉 끼어 불편해 하거나 사타구니가 간지러워서 또는 목욕탕에 가고 싶기 때문에 바지를 벗을 수도 있다.

1) 기본원칙

① 부적절한 성적 행동 관련 요인을 관찰한다.
② 의복으로 인한 불편감이나 대소변을 보고 싶은 욕구가 있는지 확인하고, 문제가 있으면 해결해준다.
③ 당황하는 태도를 보이지 않고 옷을 입혀 준다.
④ 치매 대상자가 성적으로 부적적한 행동을 할 때 요양보호사는 그러한 활동을 즉각 멈추지 않으면 치매 대상자가 좋아하는 것을 가져간다고 경고하는 것도 도움이 될 수 있다.
⑤ 공공장소에 가는 것을 지양하고, 방문객을 제한하여 사고를 예방한다.

3. 치매 대상자와의 의사소통

(1) 의사소통의 기본원칙

1) 언어적 의사소통

① 치매 대상자는 적절한 의사표현을 할 수 없기 때문에, 대상자의 신체적 상태를 파악하여 필요할 때 도와주어야 한다.

② 치매 대상자가 실수를 했을 때 대상자가 상처를 입을 만한 말이나 행동을 삼간다.

③ 대상자가 이해할 수 있도록 이야기한다.

④ 대상자의 행동과 말에 속도를 맞춘다.

⑤ 치매 대상자를 대할 때에는 어린아이에게 이야기하는 것처럼 말하지 않으며 반드시 존칭어를 사용한다.

⑥ 치매 대상자는 인지기능 저하로 상대방의 말뜻을 이해하지 못하거나 자기 마음대로 판단할 수 있기 때문에 반복적인 설명이 필요하다.

⑦ 치매 대상자를 인격적으로 대한다.

⑧ 치매 대상자에게 간단한 단어 및 이해할 수 있는 표현을 사용하도록 한다.

⑨ 몇 가지 일을 동시에 해야 하는 경우, 이를 모두 기억하지 못하며 일의 내용을 이해하지도 못한다. 그렇기 때문에 대상자에게는 한번에 한 가지씩 하도록 설명한다.

⑩ 치매 대상자와 대화를 할 때는 가까운 곳에서 얼굴을 마주보고 말한다.

⑪ 항상 현실을 알려 주도록 한다.

⑫ 치매 대상자와 말할 때는 유행어나 외래어는 사용하지 말고, 일상적인 어휘를 사용한다.

⑬ 치매 대상자가 지난 날들을 회상하는 것은 자신을 되찾을 수 있고 불안한 감정을 가라앉힐 수 있다.

2) 비언어적 의사소통

① 귀가 잘 안들리는 대상자는 손짓과 발짓, 눈이 잘 안보이는 대상자는 말과 함께 소리로 표현을 한다.

② 치매 대상자에게 언어적인 방법과 적절한 비언어적인 방법을 같이 사용한다.

③ 대상자와 눈을 맞추고 미소를 지으며 대상자가 좋아하면 손이나 어깨를 감싸는 등의 신체적 접촉을 한다.

④ 치매 대상자의 비언어적 표현방법을 관찰한다.

⑤ 말을 걸어도 알아듣지 못하는 경우 글을 사용해서 의사소통을 한다.
⑥ 손가락으로 물건을 가리키는 것, 대상자의 손을 이끌어 지적하는 것 등 말이 아닌 다른 신호를 사용한다.
⑦ 치매 대상자의 행동을 복잡하게 해석하지 않는다.

(2) 치매 단계별 의사소통 문제와 방법

1) 초기

① 과거, 현재, 미래시제의 올바른 사용이 어렵다.
② 일관성 및 연결성이 손상되어 자주 확인하고, 설명을 요청한다.
③ 유사한 의미의 다른 언어에 대한 정보를 제공한다.
④ 전달하고자 하는 요점을 설명하고 구체적으로 표현한다.
⑤ 대상자가 과거의 긍정적인 기억이나 사건을 회상할 수 있도록 돕는다.

2) 중기

① 애매모호한 내용을 이야기한다.
② 대화의 주제가 제한된다.
③ 올바른 이름을 지칭하지 못하는 '명칭 실어증'을 보인다.
④ "제가 누군지 아십니까?"와 같이 분명한 답을 요구하는 질문은 피한다.
⑤ 대화 주제를 갑자기 바꾸지 않고, 충분히 생각하고 대답할 시간을 준다.

3) 말기

① 말이 없어진다. (무언증)
② 대화 시 시선을 맞추는 데 어려움이 있다.
③ 사용하는 어휘의 수가 현저하게 제한된다.
④ 대상자가 모든 것을 듣고 있다고 생각하며 대화한다.
⑤ 신체적 접촉을 적절하게 활용한다.
⑥ 대상자가 이야기하는 모든 것에 반응한다.
⑦ 낮은 톤으로 다정하고 차분하게 대화한다.

01. 치매 요양보호 기술

1. 치매 대상자가 식사를 하지 않으려고 한다. 요양보호사가 확인해야 할 사항으로 옳지 않은 것은?

① 수저의 사용법을 잊었는가?
② 복용하는 약의 부작용으로 인한 식욕이 감소한 것인가?
③ 음식에 대한 인식이 불가능한 상태인가?
④ 치매 대상자가 더 놀고 싶어 하는가?
⑤ 시력의 문제로 음식에 대한 혼란을 느끼는가?

해설 치매 대상자가 식사를 하지 않으려고 할 때 확인사항
- 입안의 상처가 있는가?
- 틀니가 잘 맞지 않는가?
- 복용하는 약의 부작용으로 식욕이 감소하였는가?
- 수저 사용법을 잊었는가?
- 시력에 문제가 발생하여 음식에 대한 혼란을 느끼는가?
- 음식에 대한 인식이 불가능한 상태인가?

정답 ④

2. 치매 대상자가 '변을 만지는 이유'로 옳은 것은?

① 요양보호사를 놀리기 위해
② 촉감이 좋아서
③ 적절한 처리방법을 모르기 때문에
④ 변을 가지고 놀기 위해
⑤ 먹는 음식으로 착각하기 때문에

해설 변을 가지고 놀거나, 놀리기 위해서 하는 행위가 아니라 적절한 처리방법을 모르기 때문에 나타나는 행동이다.

정답 ③

3. 치매 대상자의 식사 돕기 방법으로 옳지 않은 것은? (26회 기출복원문제)

① 식사 전 미리 음식의 온도를 확인한다.
② 치매 대상자가 졸려 하는 경우 식사를 하고 휴식을 취할 수 있도록 돕는다.
③ 접시보다는 사발그릇을 사용한다.

④ 가려야 하는 음식이 있는 경우 대상자가 접근할 수 없는 장소에 해당 음식을 보관한다.
⑤ 소금, 간장은 식탁에 배치하지 않는다.

해설 치매 대상자가 졸려 하거나 초조해하는 경우 음식을 제공하지 않는다.
정답 ②

4. 다음 중 치매 대상자의 배설 문제 행동으로 옳지 않은 것은?

① 화장실 이외의 장소에서 배설을 하는 행위
② 배설 방법을 잊은 경우
③ 배변 후 휴지를 사용하고 쓰레기통에 버리는 행위
④ 화장실을 못찾는 행위
⑤ 대변과 소변을 구별하지 못하는 행위

해설 배변 후 휴지를 사용하지 않거나, 사용했던 휴지를 아무 곳에나 버리는 행위는 배설문제에 해당한다.
정답 ③

5. 치매 대상자의 배설 돕기 방법으로 잘못된 것은?

① 변비인 경우 일정한 간격으로 변기에 앉혀 배변을 유도한다.
② 실금한 경우 비난하거나 화를 내지 않는다.
③ 변을 제대로 못보는 경우 손바닥으로 배를 마사지해 준다.
④ 배뇨 곤란이 있는 경우 수면 전 수분섭취를 많이 한다.
⑤ 요실금이 있으면 가능한 지정된 배뇨 스케줄에 따라 계획된 배뇨훈련을 시행한다.

해설 배뇨 곤란이 있는 경우 야간의 수분섭취를 제한한다.
정답 ④

6. 치매 대상자가 옷입는 것을 거부할 때 해야 할 태도로 옳은 것은? (27회 기출복원문제)

① 혼자 입을 수 있도록 내버려둔다.
② 감기 등의 질환 위험이 있으므로 억지로 입힌다.
③ 화를 내며 싸운다.
④ 다른 옷을 가져와 입힌다.
⑤ 기다린 뒤 다시 시도하거나 목욕시간을 이용하여 갈아입힌다.

해설 치매 대상자가 옷 입는 것을 거부하면 다투지 말고 기다린 뒤 다시 시도하거나 목욕시간을 이용하여 갈아입힌다.

정답 ⑤

7. 치매 대상자의 운동을 도울 때 지켜야 할 기본원칙으로 옳지 않은 것은?

① 모든 운동은 다리쪽부터 머리쪽으로 진행해야 한다.
② 신체적인 문제 발생 시 의료진에게 알려야 한다.
③ 혈압이 높거나 심장병이 있는 대상자는 운동 전 의사에게 검진을 받는다.
④ 요양보호사와 대상자가 친숙해진 뒤 운동을 시킨다.
⑤ 대상자가 집 주위를 산책하고 계단을 오르내릴 정도의 상태라면 여러 종류의 운동이 가능하다.

해설 모든 운동은 머리쪽에서 시작하여 다리쪽으로 진행한다.

정답 ①

8. 치매 대상자가 식사를 했음에도 요양보호사에게 밥을 달라고 하는 경우의 대처방안으로 옳은 것은? (25회 기출복원문제)

① 대상자의 가족에게 이 사실을 전달한다.
② "무슨 말씀이세요, 방금 드셨잖아요."라고 한다.
③ 식사를 차려준다.
④ "지금 준비하고 있어요, 조금만 기다려주세요."라고 친절하게 이야기한다.
⑤ 못들은 척 하고 치매 대상자와 떨어진다.

해설 치매 대상자가 하는 말을 부정하면 혼란스러워 하므로 "지금 준비하고 있어요, 조금만 기다려주세요."라고 친절하게 이야기한다.

정답 ④

9. 치매 대상자가 밤에 잠을 제대로 못자는 경우 요양보호사의 돕기 방법으로 옳지 않은 것은?

① 수면 시 소음을 최대한 없애고 적정 실내온도를 유지한다.
② 낮에 산책과 같은 야외활동을 하도록 돕는다.
③ 자는 도중에 깨어나 외출하려고 할 때 요양보호사와 함께 동행한다.
④ 낮에 꾸벅꾸벅 조는 경우, 말을 걸어 자극을 준다.
⑤ 저녁에 술을 권한다.

해설 오후와 저녁에는 커피나 술과 같은 음료를 주지 않는다.
정답 ⑤

10. 치매 대상자가 배회를 하는 경우 요양보호사의 돕기 방법으로 옳지 않은 것은?
(28회 기출복원문제)

① 과도한 일거리를 주어 배회하지 못하게 한다.
② 예방을 위해 현관이나 출입문에 벨을 달아 놓는다.
③ 정서적인 불안에 의한 배회의 관심을 다른 곳으로 돌린다.
④ 치매 대상자에게 항상 신분증을 소지하게 한다.
⑤ 신체적 욕구를 우선적으로 해결해 준다.

해설 치매 대상자에게 단순한 소일거리를 주어 배회 증상을 줄인다.
정답 ①

11. 치매 대상자가 보이지 않는 사물이나 사람을 보거나 없는 사람과 대화를 나누는 증상으로 옳은 것은? (28회 기출복원문제)

① 의심
② 환각
③ 망상
④ 환청
⑤ 건망증

해설 환각은 실제로 존재하지 않는데 존재하는 것처럼 느끼는 것을 말한다.
정답 ②

12. 치매 대상자의 부적절한 성적 행동 시 요양보호사의 돕기 방법으로 옳지 않은 것은?
(28회 기출복원문제)

① 성적으로 관심을 보이는 치매 대상자는 공공장소에 가는 것을 삼간다.
② 단호하게 즉각 멈추라고 이야기한다.
③ 심한 경우 의료인에게 알리고 상의한다.
④ 의복으로 인한 불편감이 있는지 확인한다.
⑤ 옷을 벗거나 성기를 노출한 경우, 화를 내며 그만하라고 이야기한다.

해설 옷을 벗거나 성기를 노출한 경우, 당황하는 태도를 보이지 않고 옷을 입혀준다.
정답 ⑤

13. 치매 초기 증상 대상자와 의사소통하는 방법으로 옳지 않은 것은? (25회 기출복원문제)

① 대상자에게 질문에 대해 응답할 시간을 충분히 준다.
② 대상자 과거의 긍정적인 기억이나 사건은 최대한 회상하지 않도록 한다.
③ 대상자가 요청하기 전에 구체적인 방법과 정보를 제공한다.
④ 전달하고자 하는 요점을 설명하고 구체적으로 표현한다.
⑤ 간단하고 직접적인 언어를 사용한다.

해설 치매 대상자가 과거의 긍정적인 기억이나 사건을 회상하도록 돕는다.
정답 ②

14. 치매 중기 증상 대상자와 의사소통하는 방법으로 옳지 않은 것은?

① 대화 주제를 갑자기 바꾸지 않는다.
② 대상자가 반응하지 않을 경우, 반복하여 설명한다.
③ 대상자의 행동을 개인적인 의미로 받아들이지 않는다.
④ 대상자가 평소 사용하지 않는 단어와 문구를 활용한다.
⑤ 길고 복잡한 문장은 피한다.

해설 대상자가 자주 사용하는 단어와 문구를 활용하여 의사소통을 한다.
정답 ④

15. 치매 말기 증상 대상자와 의사소통하는 방법으로 옳지 않은 것은?

① 신체적 접촉을 하지 않는다.
② 대상자의 언어적 메시지 말고도 비언어적 메시지를 확인한다.
③ 대상자가 이야기하는 모든 것에 반응한다.
④ 편안하고 부드러운 모습으로 이야기한다.
⑤ 천천히 분명하게 전달한다.

해설 치매 말기 대상자와 의사소통할 때는 신체적 접촉을 적절하게 활용한다.
정답 ①

02. 임종 및 호스피스 요양보호

1. 죽음 및 임종 단계

(1) 죽음의 개념 및 분류

1) 죽음

① 심장, 폐 및 뇌의 정상적 기능 회복이 불가능한 상태
② 호흡 정지, 심장박동 정지, 동공 확대와 대광반사 소실 등의 징후

2) 뇌사

① 뇌기능이 정상으로 회복될 수 없을 정도로 손상된 상태
② 신체의 혈액순환, 다른 장기의 기능은 유지되고 있으나 뇌기능은 완전히 손상된 상태
③ 심장과 폐의 기능은 인공호흡기 등으로 유지 중인 상태

3) 식물인간

① 심각한 뇌 이상이나 질환이 회복되었으나, 뇌의 광범위한 조직손상 등으로 뇌의 기능이 정지된 상태
② 눈으로 물체를 쳐다보는 것 같지만 실제로는 인식 불가능
③ 손을 움직이거나 입은 실룩거리지만 의사소통은 불가능
④ 의료행위를 계속하여도 3개월 이내에 개선되지 않으면 식물인간 상태로 정의

4) 안락사

① '좋은 죽음', '안락한 죽음', '고통과 통증이 없는 편안한 죽음'을 뜻한다.
② 소극적인 안락사 : 생명을 연장시킬 수 있는 치료를 의도적으로 생략
③ 적극적인 안락사 : 더 이상 다른 방법을 기대할 수 없는 경우 의도적 진행

(2) 임종의 단계별 징후

1) 임종 1주 전 징후

① 호흡기계 변화 : 불안을 동반한 잦은 호흡, 인후나 기도에 분비물이 증가하여 가래 끓는 소리가 나기도 한다. 주로 가슴과 복부의 근육운동이 뚜렷하게 관찰되며, 숨소리가 크다.

② 순환기계 변화 : 혈액순환의 저하로 손과 발부터 팔과 다리까지 점차 차갑게 싸늘해지고 피부의 색깔도 하얗거나 파랗게 변하게 된다.

③ 위장관계 변화 : 소화보다 다른 기능을 하는 데 에너지를 소모하려고 하기 때문에 음식이나 물을 먹으려고 하지 않는다.

④ 근골격계 변화 : 근육경련이나 발작 등의 증상이 나타난다.

⑤ 비뇨기계 변화 : 소변량이 감소하거나 대소변을 조절하지 못하고 실금 또는 실변 증상이 나타난다.

⑥ 의식장애 변화 : 잠자는 시간이 길어지고, 의사소통이 어려우며, 반응이 저하된다. 불안정한 증상을 보이고 시간, 장소, 자기 주위에 있는 사람이 누구인가에 대한 혼돈을 일으킨다.

2) 임종이 임박하였을 때의 징후

① 손발이 차가워지고, 식은땀을 흘리며, 피부색이 점차 변한다.

② 맥박이 약해지고 혈압이 떨어진다.

③ 대소변을 의식하지 못하고 실금하게 되며 항문이 열린다.

④ 의식이 점차 흐려지고 혼수상태에 빠진다.

3) 임종

① 호흡이 없고, 혈압이 측정되지 않으며, 심첨부의 맥박을 측정할 수 없으면 사망선고를 하게 된다.

② 항문과 요도괄약근이 열려 대소변이 나온다.

③ 어떠한 자극에도 반응이 없고, 눈이 한곳에 고정되어 있다.

④ 턱이 늘어지고, 입은 약간 벌어져 있다.

4) 임종 직후

① 사후 한랭 : 사망 후 체온이 점차 떨어지는 증상
② 사후 강직 : 사망 2~4시간 후 신체가 딱딱하게 굳어지면서 경직되는 증상
③ 사후 시반 : 사망 후 시간이 지나면 혈액순환이 정지되어 적혈구의 파괴로 주위조직이 변색되는 증상

5) 임종 적응의 5단계

부정 → 분노 → 타협 → 우울 → 수용

① 부정 : 대상자는 치명적으로 진행되는 자신의 병을 인식하면서도 이러한 사실에 충격적으로 반응하며 이를 사실로 받아들이려 하지 않는다.
② 분노 : 부정적인 말들을 하고, 언제 어디서 누구에게나 불만스러운 면만을 찾으려고 한다. 또한 목소리를 높여 불평을 하면서 주위로부터 관심을 끌고자 한다.
③ 타협 : 자신이 아무리 죽음을 부정하고 부인해도 피할 수 없는 상황에 처해 있음을 알고, 제 3의 길을 선택한다. 삶이 얼마간이라도 연장되기를 바란다.
④ 우울 : 자신이 더 이상 회복 가능성이 없다고 생각하게 되면서 침울해지는 단계이다.
⑤ 수용 : 죽는다는 사실을 체념하고 받아들이며, 머나먼 여정을 떠나기 전 마지막 정리의 시간이 된다.

2. 호스피스

호스피스란 죽음을 앞둔 말기 환자와 그 가족을 사랑으로 돌보는 행위를 말한

다. 대상자의 요구와 필요에 의해 전문적 의료, 통증 관리, 정서적 지원, 영적 지원 등을 제공하는 돌봄을 의미한다.

(1) 호스피스의 목적

① 대상자의 남은 여생을 최대한 편안하게 살도록 돕는다.
② 대상자가 죽음을 삶의 일부로 자연스럽게 받아들이도록 돕는다.
③ 대상자와 가족이 죽음을 잘 준비하도록 돕는다.

(2) 호스피스 대상자 선정 기준

① 가족이나 친지가 없어 호스피스가 필요하다고 선정된 자
② 의식이 분명하여 의사소통이 가능한 자
③ 의사로부터 6개월 정도 살 수 있다는 진단을 받은 자
④ 의사의 동의가 있거나 의뢰한 대상자
⑤ 대상자나 가족이 의사의 진단을 받아들이고 예후를 논의하여 통증과 증상 완화를 위해 비치료적인 간호를 받기로 결정한 자
⑥ 수술, 항암치료를 시행하였으나 더 이상의 의학적인 치료효과를 기대하기 어려운 자

(3) 호스피스 주의사항

① 대상자와 가족의 경험을 중시한다.
② 대상자와 가족의 가치에 따라 도움의 방법을 결정한다.
③ 대상자의 자율성을 존중한다.
④ 대상자가 정보를 듣고 스스로 결정을 내릴 수 있도록 돕는다.
⑤ 대상자와 가족을 존중한다.

(4) 호스피스 돌봄자의 활동 및 자세

1) 호스피스 돌봄자의 활동

① 신체적 돌봄

② 정신적 돌봄

③ 사회적 돌봄

④ 영적 돌봄(종교생활)

2) 호스피스 돌봄자의 자세

① 대상자가 필요로 하는 것이 무엇인지 파악하고, 대상자를 동정해서는 안 된다.

② 자신이 직면한 상황과 진실을 받아들일 수 있도록 도와주어야 한다.

③ 활동 중 알게 된 비밀사항을 지킨다.

④ 죽음을 앞둔 대상자가 가장 필요로 하는 것이 옆에 함께 있다는 사실이고, 함께 있다는 자체만으로도 가장 중요한 돌봄이 될 수 있음을 인식한다.

⑤ 대상자 스스로 자율성을 가지고 결정을 내릴 수 있도록 돕는다.

⑥ 호스피스 대상자가 자신의 질병에 대한 진실을 인식함으로써 마지막 남은 시간들을 소중히 보낼 수 있도록 돕는다.

3. 임종 대상자의 요양보호

(1) 신체적 변화에 대한 요양보호

① 호흡 양상의 변화 : 정상적인 호흡에 가끔씩 무호흡 상태가 동반되는 호흡을 하게 된다. 숨쉬는 것을 돕기 위해 상체와 머리를 높여 주고 대상자의 손을 잡아준다.

② 체온의 변화 : 대상자는 손과 발부터 시작해서 팔, 다리로 점차 싸늘해지고, 피부색도 변한다. 대상자에게 담요를 덮어 따뜻하게 해준다.

③ 수면 양상의 변화 : 잠자는 시간이 길어지고, 의사소통이 어렵게 되며 적절한 반응을 기대하기 어렵다. 대상자 옆에서 부드럽고 자연스럽게 이야기해준다.

④ 정신기능의 변화(혼돈) : 시간, 장소, 자기 주위에 있는 사람이 누구인지에 대해 혼돈을 일으킨다. 대상자에게 누구라고 먼저 이름을 밝혀 주는 것이 좋다.

⑤ 배설기능의 변화 : 근육조절을 하지 못하여 실금 또는 실변을 하게 되는데, 이때 대상자의 침상을 청결하게 유지하도록 한다.

⑥ 배액기능의 변화 : 대상자의 가슴에서 돌 구르는 것 같은 가래 끓는 소리가 나게 된다. 고개를 옆으로 부드럽게 돌려주어 배액이 잘 되도록 해주고, 젖은 거즈로 입안을 닦아준다.

⑦ 정신기능의 변화(불안정) : 대상자는 불안정하기 때문에 같은 동작을 반복하게 된다. 그러나 동작을 하지 못하게 억제하는 것은 좋지 않다.

⑧ 소화기능의 변화 : 대상자가 음식이나 수분을 잘 먹지 않으려고 해도 억지로 먹이려고 하면 안 된다.

⑨ 신장기능의 변화 : 수분 섭취가 적어지고 신장을 통해 이루어지는 수분의 순환도 감소되므로 자연히 소변량도 줄어들게 된다.

(2) 임종이 가까운 대상자의 요양보호

① 침상머리를 높이고 침 등의 분비물 배출을 용이하게 하여 질식을 예방한다.

② 대상자가 용변을 보면 즉시 따뜻한 물로 닦고 기저귀를 갈아준다.

③ 마지막까지 청각은 남아있으므로 평상시와 같다고 생각하면서 대상자를 보조한다.

(3) 임종 후 요양보호

① 사후 강직이 시작되기 전 바른 자세를 취하여 준다.

② 튜브나 장치가 부착되어 있으면 대상자의 가족에게 확인하고 의료인에게 제거 여부를 전달한다.

③ 대상자를 바로 눕히고, 어깨와 머리를 올려 얼굴색의 변화와 입이 벌어지는 것을 방지한다.

④ 대상자의 눈이 감기지 않을 경우 솜을 적셔 양쪽 눈위에 올려 놓는다.

⑤ 대상자의 몸에서 분비물이 나오므로 엉덩이 밑에 패드를 대준다.

02. 임종 및 호스피스 요양보호

1. 임종이 가까워지는 대상자는 자신은 더 이상 회복 가능성이 없다고 생각하게 되면서 침울해한다. 임종 적응 단계 중 어느 단계인가? (25회, 26회 기출복원문제)

① 타협
② 분노
③ 우울
④ 부정
⑤ 수용

해설 임종적응의 5단계 : 부정 → 분노 → 타협 → 우울 → 수용
부정 : 자신의 병을 인지는 하고 있으나 충격적으로 반응하며 이 사실을 받아들이려 하지 않는다.
분노 : 부정적인 말들을 하며, 주위로부터 관심을 끌기 위해 큰소리로 불평을 한다.
타협 : 자신의 죽음을 부정해도 피할 수 없는 상황임을 알고 삶이 조금이라도 연장되기를 바란다.
수용 : 자신의 죽음이 가까워지고 있음을 체념하고 받아들이는 단계로, 머나먼 여정을 떠나기 전 마지막 정리의 시간이 된다.
정답 ③

2. 다음 중 임종 징후를 보이는 대상자의 신체적 변화로 옳지 않은 것은? (28회 기출복원문제)

① 호흡기계 변화 : 체인스톡 호흡, 가래 끓는 소리
② 순환기계 변화 : 피부의 색깔이 하얗거나 파랗게 변한다.
③ 근골격계 증상 : 근육경련, 발작
④ 비뇨기계 증상 : 실금, 실변
⑤ 위장관계 증상 : 음식이나 물을 많이 섭취한다.

해설 임종 대상자의 신체는 소화보다 다른 기능을 하는 데 에너지를 소모하려고 하기 때문에 음식이나 물을 먹으려고 하지 않는다.
정답 ⑤

3. 대상자의 임종이 임박하였을 때 나타나는 징후로 옳지 않은 것은?

① 손발이 차가워진다.
② 의식이 뚜렷해진다.
③ 실금이나 실변하게 되며 항문이 열린다.
④ 맥박이 약해지고 혈압이 떨어진다.
⑤ 숨을 가쁘고 깊게 몰아쉰다.

해설 임종이 임박하였을 때 의식이 점차 흐려지고 혼수상태에 빠진다.
정답 ②

4. 대상자의 임종 직후 변화로 옳지 않은 것은?

① 사후 강직
② 사후 한랭
③ 사후 시반
④ 적혈구 증가
⑤ 혈액순환 정지

해설 적혈구가 파괴되어 주위조직을 변식시켜 피부색이 변하는 사후 시반이 나타난다.
정답 ④

5. 임종 적응 단계 중 "우리 아이가 장가갈 때까지만 살게 해 주세요."라는 식으로 말하며, 삶이 얼마 간이라도 연장되기를 바라는 단계로 옳은 것은?

① 분노
② 우울
③ 타협
④ 수용
⑤ 부정

해설 세 번째 단계인 타협에서는 자신이 아무리 죽음을 부인해도 피할 수 없는 상황인 것을 알고, 제 3의 길을 선택하는 단계이다.
정답 ③

6. 임종 적응 단계 중에서 "나는 이제 지쳤어."라고 표현하는 대상자가 해당하는 단계로 옳은 것은?

① 분노
② 우울
③ 수용
④ 타협
⑤ 부정

해설 대상자에게는 머나먼 여정을 떠나기 전에 갖는 마지막 정리의 시간이 된다. 이 단계에서 대상자는 "나는 지쳤어"라고 표현할 수도 있다.
정답 ③

7. 대상자에게 호스피스 제공 시 요양보호사의 올바른 태도가 아닌 것은?

① 대상자 스스로 자율성을 가지고 결정할 수 있도록 돕는다.
② 대상자와 함께 있어 준다.
③ 대상자가 삶을 회고하는 일을 돕는다.
④ 대상자가 수동적으로 남은 삶을 살 수 있도록 돕는다.
⑤ 활동 중 알게 된 대상자에 대한 비밀을 지킨다.

해설 죽음을 앞둔 대상자는 수동적이고 위축되기 때문에, 이들을 돌볼 때 무엇보다도 중요한 것은 삶의 마지막을 스스로 관리할 수 있도록 격려해 주어야 한다.

정답 ④

8. 임종이 가까워진 대상의 요양보호 방법으로 옳지 않은 것은? (27회 기출복원문제)

① 대상자의 고개를 똑바로 눕혀준다.
② 대상자가 용변을 보는 경우 즉시 따뜻한 물로 닦아준다.
③ 대상자가 혼수상태인 경우에도 청각은 남아있다.
④ 불안과 두려움을 덜어준다.
⑤ 편안한 가운데 죽음을 맞을 수 있도록 최선을 다한다.

해설 침상머리를 높이고 대상자의 고개를 옆으로 돌려 침 등의 분비물 배출을 용이하게 하여 질식을 예방한다.

정답 ①

9. 임종 후 요양보호사의 업무 방법으로 옳지 않은 것은? (27회 기출복원문제)

① 사후 처리 과정이 끝날 때 까지 대상자의 사생활을 보호해 준다.
② 대상자의 눈이 감기지 않을 경우 솜을 적셔 양쪽 눈 위에 올려놓는다.
③ 튜브나 장치가 부착되어 있을 경우 직접하지 않고 의료인에게 제거 요청을 한다.
④ 가족들이 사적으로 대상자를 만날 수 있도록 한다.
⑤ 대상자가 사용하던 의치는 즉시 처리한다.

해설 대상자의 의치를 그대로 둘지, 빼내어 의치용기에 보관할 것인지는 대상자의 가족에게 확인한 후 처리한다.

정답 ⑤

03. 응급처치 기술

1. 응급처치

응급환자에게 행해지는 기도 확보, 심장박동의 회복, 기타 생명의 위험이나 증상 악화를 방지하기 위해 긴급히 필요한 처치이다.

(1) 응급처치의 목적

① 인명구조

② 고통 경감

③ 상처나 질병의 악화 방지

④ 심리적 안정 도모

(2) 요양보호사의 돕기 방법

① 응급처치가 필요한 대상자가 여러 명인 경우 긴급을 요하는 대상자 순으로 처치한다.

② 증상별로 적절한 응급처치를 시행한다.

③ 대상자를 가급적이면 옮기지 말고, 옮겨야 할 때는 적절한 운반법을 따른다.

④ 대상자의 증거물이나 소지품을 챙겨 보관한다.

⑤ 대상자에게 손상을 입힌 화학약품이나 약물, 잘못 먹은 음식 등이 있으면 병원으로 함께 가져간다.

2. 응급상황별 관찰 및 돕기 방법

응급 상황	관찰	대처 방법
질식	• 이물의 종류와 위치 확인, 갑작스러운 기침, 구역질, 호흡곤란, 청색증	• 이물이 육안으로 보이는 경우 큰기침을 하여 뱉어내도록 한다. • 손을 넣어 빼려고 하거나 구토를 유발시키는 행위는 하지 않는다. • 의식이 있는 경우 대상자에게 스스로 기침을 하도록 한 후 하임리히법을 시행한다. • 의식이 없는 경우 대상자를 바닥에 눕히고 골반 위치에 걸터앉아 손깍지를 끼고 손 뒤꿈치를 이용해 45° 상방으로 밀쳐서 올린다.
경련	• 몸이 뻣뻣해지거나 호흡곤란 및 의식 변화가 있을 수 있다.	• 몸이 꽉 끼는 옷이나 넥타이를 풀고, 편하게 호흡할 수 있도록 한다. • 대상자의 얼굴을 옆으로 돌리거나 돌려 눕혀 기도를 유지한다. • 입에 이물질을 넣어서는 안 된다. • 경련은 1~2분 후면 끝나므로 주의 깊게 관찰한다.
화상	• 뜨거운 증기, 연기에 의한 화상은 상처 부위에서 단백질 또는 수분 같은 혈액 성분이 나오므로 깊이보다 넓이가 더 문제가 된다.	• 몸에 붙어 있는 옷은 옷 위로 열기를 식히고, 벗기기 힘든 옷은 잘라내며, 장신구는 최대한 빨리 벗긴다. • 화상 부위에 간장, 기름, 된장, 치약 등을 바르면 세균감염의 위험이 있다. • 물집은 터뜨리면 안 된다.
골절	• 외형상 변형, 손상 부위의 통증, 손상 부위 출혈 등을 잘 관찰해야 한다.	• 스스로 움직이게 해서는 안 된다. • 냉찜질을 하여 부풀어 오르거나 염증이 생기는 것을 줄인다. • 튀어나온 뼈는 직접 압박을 삼간다.

화재	• 주요원인은 전기합선, 누전, 담뱃불, 방화, 가스화재 등이다. • 화재는 예방을 최우선으로 한다.	• 주위에 도움을 요청하고, 119에 신속히 신고한다. • 대상자를 화재가 발생한 곳으로부터 먼 곳으로 대피시킨다. • 소화기로 초기진압을 시도한다. • 해로운 가스가 방출되는 경우 젖은 수건 등으로 입과 코를 막고 빠져 나온다. • 화재건물에서 탈출하는 경우 바닥쪽이 열기나 연기가 상대적으로 적으므로 바닥에 엎드려 기어 나온다.
출혈	• 대상자의 혈액을 맨손으로 접촉하지 않는다. • 0.95L 이상의 출혈은 생명의 위험을 초래한다.	• 가장 먼저 지혈을 해야 한다. • 출혈 부위에 멸균거즈로 직접 압력을 가한다. • 출혈 부위를 심장보다 높게 위치하도록 한다.

3. 심폐소생술

(1) 심폐소생술의 목적

심장이 멈추고 호흡을 하지 않는 대상자에게 인공적으로 혈액을 순환시켜 폐에 산소를 공급하는 행위를 말한다.

폐와 혈관 내에는 심폐기능이 멈춘 후 약 6분 정도까지 생명을 유지할 수 있는 산소의 여분이 있지만 4~6분 이상 혈액순환이 되지 않으면 뇌에 손상이 온다. 그렇기 때문에 인공적으로 호흡과 혈액순환을 유지하여 대상자의 생명을 구하는 데 심폐소생술의 목적이 있다.

(2) 심폐소생술의 단계

① 1단계 반응 확인 : 대상자를 반듯이 눕혀 의식이나 반응을 확인한다. 외

상의 징후가 보이는 경우, 척추 손상 가능성을 염두에 두고 대상자의 몸을 흔들어서는 안 된다.

② 2단계 도움 요청 : 119에 신고하고 환자 발견 장소 및 주소, 전화번호, 발생 상황, 환자의 상태, 시행된 응급처치 상태 등을 자세히 설명한다.

③ 3단계 가슴 압박 : 대상자의 흉골의 아래쪽 절반 부위에 두 손을 깍지끼고 올려놓는다. 흉부압박은 1분당 100회의 속도로 시행한다.

④ 4단계 기도 유지 : 한 손바닥을 이마에 대고 나머지 손의 검지와 중지를 대상자의 턱에 댄다. 머리를 누르며 턱을 동시에 들어올려 기도를 확보한다.

⑤ 5단계 인공호흡 : 인공호흡을 실시한다. 인공호흡 실패의 가장 큰 이유는 기도 유지에 실패했기 때문일 가능성이 높다. 인공호흡 시 대상자의 가슴이 상승되지 않으면, 인공호흡의 효과가 없다.

⑥ 6단계 상태 확인 : 가슴 압박과 인공호흡(30 : 2)을 5차례(약 2분간) 시행한 후 대상자의 상태를 다시 확인한다.

4. AED심장충격기(자동제세동기)

위급한 응급상황에서 심정지 환자의 가슴에 전기충격을 줌으로써 심장을 소생시키고, 심장의 손상 악화를 방지하며, 후유증을 최소화시키기 위해 사용한다.

(1) 사용 방법

① 전원을 켠다.

ㄱ. 반응과 정상적인 호흡이 없는 심정지 대상자에게만 사용해야 한다.

ㄴ. 자동심장충격기를 심폐소생술을 하는 데 방해가 되지 않는 위치에 놓는다.

② 두 개의 패드를 부착한다.

ㄱ. 패드1은 오른쪽 빗장뼈 바로 아래에 부착

ㄴ. 패드2는 왼쪽 젖꼭지 옆 겨드랑이에 부착

ㄷ. 패드 부착 부위에 이물질이 있는 경우 제거하여 사용한다.

③ 심장 리듬을 분석한다.

ㄱ. "분석 중..." 이라는 음성 메시지가 나오면, 심폐소생술을 멈추고 대상자에게 손을 뗀다.

ㄴ. 제세동이 필요한 경우 "제세동이 필요합니다."라는 음성 지시와 함께 자동심장충격기 스스로 설정된 에너지로 충전을 시작한다.

ㄷ. 제세동이 필요없는 경우 "환자의 상태를 확인하고, 심폐소생술을 계속 하십시오."라는 음성 지시에 따라 즉시 심폐소생술을 시작한다.

④ 제세동을 시행한다.

ㄱ. 제세동이 필요한 경우에만 제세동 버튼이 깜빡이며 버튼을 눌러 시행한다.

ㄴ. 버튼을 누르기 전 반드시 환자의 주변에 다른 사람이 떨어져 있는지 확인한다.

⑤ 바로 심폐소생술을 다시 시행한다.

ㄱ. 제세동 실시 후 즉시 가슴 압박과 인공호흡 비율을 30 : 2로 심폐소생술을 다시 시작한다.

ㄴ. 자동심장충격기는 2분마다 심장리듬분석을 반복하여 시행하도록 한다.

ㄷ. 119 구급대가 현장에 도착할 때까지 심폐소생술을 지속한다.

03. 응급처치 기술

1. 응급처치의 돕기 방법으로 옳지 않은 것은? (25회 기출복원문제)

① 대상자는 가급적 옮기지 않는다.
② 요양보호사가 의약품을 사용하여 응급처치가 가능하다.
③ 대상자의 증거물이나 소지품을 잘 보관해둔다.
④ 대상자가 여러 명일 경우 긴급을 요하는 순으로 처치한다.
⑤ 대상자에게 처치를 하고자 시간을 소비해서는 안 된다.

해설 요양보호사는 의약품을 사용할 수 없지만 외용약품 또는 대상자가 평소에 사용했던 상비약품의 사용은 가능하다.

정답 ②

2. 질식증상을 보이는 대상자의 돕기 방법으로 옳은 것은? (28회 기출복원문제)

① 손을 넣어 목에 보이는 이물을 빼려고 하거나 구토를 유발시킨다.
② 의식이 있는 경우 스스로 기침을 하도록 한 후 하임리히법을 시행한다.
③ 의식이 없는 경우 대상자의 몸 뒤에 서서 대상자의 명치를 친다.
④ 이물이 육안으로 보이면 재빨리 삼키도록 돕는다.
⑤ 의식이 있는 경우 대상자를 바닥에 눕히고 응급처치를 시행한다.

해설 의식이 있는 경우 가장 먼저 스스로 기침을 하도록 하고 하임리히법을 시행한다. 이물이 보인다고 하여 손을 넣어 빼려고 하거나 구토를 유발시키려고 하는 행위는 시간이 지체되고, 이물이 기관지로 더 내려가도록 할 위험이 있으므로 시도하지 않는다.

정답 ②

3. 화상을 입은 대상자를 돕는 방법으로 옳은 것은?

① 물집이 생긴 경우 재빨리 터뜨린다.
② 환부를 흐르는 물에 직접 대도록 한다.
③ 치약이나 된장을 바른다.
④ 환부를 즉시 찬물에 15분 이상 담군다.
⑤ 값비싼 귀걸이, 반지 등의 장신구는 분실의 위험으로 건들지 않는다.

해설 화상 부위의 통증이 없어질 때까지 즉시 찬물에 담가 화상면의 확대와 염증을 억제하고 통증을 줄여준다.

정답 ④

4. 다음의 증상을 보이는 질환으로 옳은 것은?

– 신체의 양쪽을 비교해 보니 양쪽이 다른 경우 – 통증 부위의 부종 및 기능상실 – 통증 부위의 부러진 뼈끼리 부딪히는 소리

① 출혈
② 질식
③ 경련
④ 화상
⑤ 골절

해설 골절은 뼈가 부러지거나 금이 간 상태를 말한다. 골절 시 외형상 변형이 있는지, 심한 통증이 있는지, 손상 부위를 움직일 수 없는지, 출혈이나 부어 있는지 등을 잘 관찰해야 한다.

정답 ⑤

5. 다음 중 심폐소생술 단계에서의 주의사항으로 옳지 않은 것은?

① 반응 확인 : "어르신, 괜찮으세요?"라고 소리내어 질문한다.
② 가슴 압박 : 양팔을 쭉 편 상태에서 체중을 실어 가슴이 최소 5cm 정도 눌릴 정도의 강도로 압박을 한다.
③ 가슴 압박 : 분당 100회 이상의 속도로 하며, 120회를 넘지 않도록 주의한다.
④ 인공호흡 : 인공호흡을 과도하게 하여 과한기를 유발하지 않는다.
⑤ 상태 확인 : 가슴압박과 인공호흡(2 : 30)을 약 2분간 시행한다.

해설 가슴압박과 인공호흡(30 : 2)을 5차례, 약 2분간 시행한 후 대상자의 상태를 다시 평가한다.

정답 ⑤

■ 참고문헌 및 참고 사이트

- 대한임상노인의학회(2018), 노인의학, 닥터스북
- 보건복지정책진흥원, 2016 노인복지연감
- 보건복지부(2014), 요양보호사 양성 표준교재

- 통계청(www.kostat.go.kr)
- 한국보건의료인국가시험원(www.kuksiwon.or.kr)

요양보호사
모의고사 1~4회

요양보호사 모의고사 1회 (필기)

1. 다음 중 사회복지의 목적으로 옳지 않은 것은?

① 빈곤의 증가
② 사회적 평등
③ 자립성의 증진
④ 인간다운 생활보장
⑤ 사회통합

2. 다음 중 사회보험과 민간보험에 대한 설명으로 옳지 않은 것은?

① 사회보험은 강제적, 민간보험은 개인의 임의 선택에 의해 가입한다.
② 사회보험은 소득수준에 따라, 민간보험은 개인의 위험 크기에 따라 보험료가 정해진다.
③ 민간보험의 목적은 국민에게서 발생할 수 있는 사회적 위험으로부터 국민건강과 소득을 보장하는 제도이다.
④ 사회보험의 목적은 의료보장과 최저생계보장이다.
⑤ 사회보험은 정부 및 공공기관의 독점으로 운영된다.

3. 요양보호사의 스트레스 대처 방법으로 옳지 않은 것은?

① 숙면
② 참기
③ 운동
④ 적극적인 대인관계
⑤ 생활양식의 변화

4. 다음에서 설명하는 질환은 무엇인가?

뼈의 끝부분을 덮고 있으면서 뼈를 보호해주는 연골이 닳아서 없어지거나 다양한 원인으로 관절에 염증성 변화가 생긴 상태를 말한다.

① 골다공증　② 골절
③ 욕창　④ 퇴행성 관절염
⑤ 고관절 골절

5. 다음 중 노화에 따른 소화기계 특성이 옳지 않은 것은?

① 위산 분비의 증가로 소화능력이 감소한다.
② 췌장의 인슐린 호르몬 분비가 감소한다.
③ 짠맛과 단맛을 잘 느끼고, 쓴맛과 신맛은 둔해진다.
④ 변비, 설사, 구토증상 등이 빈번해진다.
⑤ 간 기능이 감소한다.

6. 호스피스 제공 시 주의사항이 아닌 것은?

① 호스피스 대상자의 자율성을 존중한다.
② 호스피스 대상자의 정보를 경청하고 결정을 존중한다.
③ 호스피스 대상자의 결정은 배제하고 요양보호사의 권한으로 결정한다.
④ 호스피스 대상자와 가족을 존중한다.
⑤ 호스피스 대상자와 가족의 경험을 중시한다.

7. 만성신부전 대상자가 주의해야 할 음식이 아닌 것은?

① 지방 ② 단백질
③ 염분 ④ 칼륨
⑤ 인

8. 국제연합이 1991년 유엔총회에서 채택한 노인을 위한 유엔의 원칙이 아닌 것은?

① 존엄의 원칙
② 자아실현의 원칙
③ 독립의 원칙
④ 비참여의 원칙
⑤ 보호의 원칙

9. 감염 예방을 위해 요양보호사가 할 일이 아닌 것은?

① 대상자와 접촉하지 않는다.
② 손을 자주 씻는다.
③ 적절한 보호장구를 지급해야 한다.
④ 개인위생을 철저히 한다.
⑤ 적절한 소독법을 시행한다.

10. 노화에 따른 주요 질환 중 위염에 대한 치료 및 예방법으로 가장 알맞은 것은?

① 자극적인 음식은 조금만 먹는다.
② 금식 후 빈속이므로 밥을 많이 먹어준다.
③ 위염증상이 있을 시 처방받은 약물을 사용하면 안 된다.
④ 하루 정도 금식하여 위의 부담을 덜어준다.
⑤ 차가운 물을 섭취한다.

11. 내분비계의 질환 중 당뇨병의 증상이 아닌 것은?

① 저혈당
② 발기부전
③ 두통
④ 무기력
⑤ 질 분비물 및 질 감염의 감소

12. 요양보호사의 직업윤리 원칙 중 옳지 않은 내용은?

① 대상자로부터 물질적 보상을 받지 않는다.
② 대상자와 요양보호사는 수직적인 관계임을 인식해야 한다.
③ 항상 친절한 태도로 예의바르게 행동한다.
④ 대상자의 자기결정을 최대한 존중한다.
⑤ 요양보호사는 지속적으로 지식과 기술을 습득해야 한다.

13. 대장암 대상자의 식사로 알맞지 않은 것은?

① 금연을 한다.
② 늦은 식사는 피한다.
③ 음식을 싱겁게 먹는다.
④ 소화에 도움이 되는 적당량의 운동을 한다.
⑤ 식물성 지방의 섭취를 줄이고, 동물성 식품의 섭취를 늘린다.

14. 노화에 따른 피부계 변화로 옳지 않은 것은?

① 갈색 반점과 검버섯 등이 생긴다.
② 상처회복이 더디고 궤양이 생기기 쉽다.
③ 머리카락이 가늘어지고 탈색이 된다.
④ 남성 노인의 경우 입가나 뺨에는 털이 줄고 머리털과 수염에는 털이 많아진다.
⑤ 피하지방의 감소로 기온에 민감해진다.

15. 요양보호사가 제공하는 일상생활 지원 중 잘못된 것은?

① 서비스 제공에 대해 상세하게 기록한다.
② 인지능력이 부족한 대상자는 요양보호사의 판단에 따라 수행 가능하나, 가급적 보호자의 동의를 얻는다.
③ 대상자의 생활방식과 가치관을 존중해야 한다.
④ 대상자의 잔존능력을 파악하여 스스로 할 수 있는 것은 격려하여 최대한 대상자 스스로 하게 한다.
⑤ 대상자 동거가족의 취사, 청소, 세탁도 맡아야 한다.

16. 노인장기요양보험 표준서비스 분류 중 신체활동지원서비스에 해당하지 않은 내용은?

① 식사 도움
② 청소 및 주변정돈
③ 목욕 도움
④ 이동 도움
⑤ 옷 갈아입히기

17. 변비인 대상자가 관장을 해달라고 요청하는 경우 요양보호사의 대처방안이 아닌 것은?

① 배변활동을 위해 복부마사지를 해준다.
② 화장실에 앉아서 여유 있게 배변활동을 할 수 있도록 도와준다.
③ 요양보호사가 관장을 해준다.
④ 평상시 식습관과 배변 양상을 확인 후 서비스 계획에 반영한다.
⑤ 배변활동에 도움이 되는 식사를 준비한다.

18. 다음 중 장기요양서비스 이용 절차 순서로 알맞은 것은?

㉠ 서비스 제공
㉡ 모니터링 실시 / 서비스 종료 또는 계속
㉢ 서비스 신청접수 및 방문상담
㉣ 서비스 제공 계획 수립
㉤ 서비스 이용 계약 체결

① ㉠-㉡-㉢-㉣-㉤
② ㉢-㉣-㉤-㉠-㉡
③ ㉢-㉣-㉤-㉠-㉡
④ ㉤-㉢-㉠-㉡-㉣
⑤ ㉡-㉣-㉤-㉠-㉢

19. 다음 중 노인장기요양보험급여 대상자에 해당하지 않는 사람은?

① 질병이 없는 80세 대상자
② 알츠하이머를 앓고 있는 67세 대상자
③ 혈관성 치매로 신체활동이 어려운 40세 대상자
④ 당뇨를 앓고 있는 62세 대상자
⑤ 결핵으로 신체활동이 어려운 72세 대상자

20. 빈둥지증후군이 나타날 수 있는 관계는?

① 부부 관계
② 형제자매 관계
③ 고부 관계
④ 부모와 자녀 관계
⑤ 조부모-손자녀 관계

21. 생활이 어려운 사람에게 필요한 급여를 제공하여 이들의 최저생활을 보장하고 자활을 돕는 것을 목적으로 하는 사회복지 분야는 무엇인가?

① 국민연금제도
② 산업재해보상보험
③ 기초연금제도
④ 노인장기요양보험
⑤ 국민기초생활보장제도

22. 전체인구 대비 65세 이상 노인인구가 14% 이상 20% 미만인 국가를 나타내는 말로, 우리나라는 2018년에 이 사회가 되었다. 무엇인가?

① 고령화사회
② 고령사회
③ 초고령사회
④ 노화사회
⑤ 초고령화사회

23. 대상자가 출혈을 하고 있는 경우 요양보호사가 돕는 방법으로 잘못된 것은?

① 출혈 부위를 심장보다 낮게 위치하도록 한다.
② 압박붕대를 너무 꽉 조이지 않는다.
③ 반드시 장갑을 먼저 낀 후 만진다.
④ 출혈 부위를 압박한다.
⑤ 출혈 부위에 멸균거즈를 이용한다.

24. 치매 대상자에게 신체적 언어를 사용할 때 주의사항으로 옳지 않은 것은?

① 대상자와 눈높이를 맞추기 위해 무릎을 꿇는 자세를 취한다.
② 치매 대상자에게 관심을 보인다.
③ 치매 대상자에게 접근할 때 뒤에서 다가간다.
④ 대상자와 이야기할 때 정면으로 마주본다.
⑤ 위협적으로 느낄 수 있는 자세는 취하지 않는다.

25. 주방의 위생관리 방법으로 옳지 않은 것은?

① 습기 찬 장갑은 착용하지 않는다.
② 냉장실에 숯이나 탄 빵조각, 커피, 녹차 티백을 두면 탈취제 역할을 한다.
③ 수세미는 그물형보다 스펀지형이 위생적이다.
④ 고무장갑은 조리용과 비조리용을 구분한다.
⑤ 싱크대는 자주 건조시킨다.

26. 다음에서 설명하는 노인학대 행위는 무엇인가?

– 심각한 질환이 있는 노인을 홀로 거주하게 한다. – 경제적 능력이 없는 노인의 사회적 활동을 위한 경제적 지원을 제공하지 않는다. – 스스로 배변처리가 어려운 노인을 방치한다.

① 언어적 학대
② 방임
③ 신체적 학대
④ 유기
⑤ 성적 학대

27. 욕창 증상을 나타내는 대상자가 있는 경우 초기 대처법으로 옳지 않은 것은?

① 뜨거운 물수건으로 찜질한다.
② 주위를 나선형 그리듯 마사지한다.
③ 미지근한 바람으로 건조시킨다.
④ 춥지 않을 때 30분 정도 햇빛을 쪼인다.
⑤ 찜질 후 마른수건으로 물기를 닦아낸다.

28. 노화에 따른 비뇨 · 생식기계 특성으로 설명이 잘못된 것은?

① 여성 노인은 빈뇨증, 요실금이 생긴다.
② 남성 노인은 대부분 전립선 비대를 경험한다.
③ 남성 노인은 음경이 발기되는 데 까지 더 많은 자극과 시간이 필요하다.
④ 여성 노인의 경우 성교 시 통증으로 성적 욕구가 감소한다.
⑤ 여성 노인은 질염이 발생하기 쉽다.

29. 대상자의 의복을 선택할 때 주의사항으로 옳지 않은 것은?

① 양말은 미끄럼방지 처리된 것으로 한다.
② 대상자의 체형에 맞는 디자인이어야 한다.
③ 입고 벗을 때 쉬운 의복을 선택한다.
④ 어두운 색의 옷이 좋다.
⑤ 흡수성이 좋은 소재의 속옷을 선택한다.

30. 고혈압 대상자가 주의해야 할 음식은 무엇인가?

① 사과, 감자, 호박
② 조개류, 새우, 오징어
③ 녹황색 채소, 버섯류
④ 생선, 저지방 우유
⑤ 잡곡밥

31. **식중독 예방 방법으로 옳지 않은 것은?**

① 물은 끓여서 마신다.
② 어패류는 수돗물로 잘 씻는다.
③ 손 씻기 등 개인위생을 철저히 관리한다.
④ 조리된 음식은 실온에 장시간 방치 후 섭취한다.
⑤ 살균이 되지 않은 우유는 마시지 않는다.

32. **요양보호 기록의 원칙으로 옳지 않은 것은?**

① 기록하는 것을 미루지 않는다.
② 서비스의 과정과 결과를 정확하게 기록한다.
③ 요양보호사만이 알아볼 수 있는 용어를 사용하여 기록한다.
④ 육하원칙을 바탕으로 기록한다.
⑤ 기록자는 반드시 서명을 하여 기록한다.

33. **노인의 여가활동을 돕는 방법으로 잘못된 것은?**

① 적극적으로 여가활동에 참여할 수 있도록 동기를 부여한다.
② 대상자의 욕구에 맞는 여가활동을 지원한다.
③ 대상자에게 여가활동에 대한 내용을 충분히 설명해야 한다.
④ 여가활동을 지원하기 전 대상자의 성격, 선호 등을 고려한다.
⑤ 거동이 불편한 장기요양 대상자들은 스포츠댄스와 같은 활동량이 많은 것을 주로 한다.

34. **우울증과 치매를 비교한 것으로 옳지 않은 것은?**

	우울증	치매
㉠	기억력 장애를 호소함	기억력에는 문제가 없다고 주장하는 경우가 많음
㉡	단기 기억과 장기 기억이 함께 저하된다.	단기 기억이 심하게 저하된다.
㉣	우울이 먼저 시작됨	기억력 저하가 먼저 시작됨
㉤	물음에 대해 근사치를 대답	물음에 대해 모른다고 대답하는 경우가 많음
㉥	급격히 발병	서서히 발병

① ㉠ ② ㉡
③ ㉣ ④ ㉤
⑤ ㉥

35. **노화에 따른 심혈관계의 변화로 옳지 않은 것은?**

① 심장으로의 혈액순환 감소
② 최대 심박출량과 심박동수 증가
③ 심장의 탄력성 저하
④ 기립성 저혈압 발생
⑤ 치질

요양보호사 모의고사 2회 (필기)

1. 다음 중 정상 배변 횟수는?

① 주 1회에서 하루 3회까지
② 주 2회에서 하루 2회까지
③ 주 3회에서 하루 3회까지
④ 주 1회에서 하루 2회까지
⑤ 주 2회에서 하루 2회까지

2. 노화에 따른 신경계의 변화로 옳지 않은 것은?

① 수면장애나 불면증이 올 수 있다.
② 감각이 예민해진다.
③ 신경세포의 기능이 저하된다.
④ 발을 끄는 걸음걸이가 나타난다.
⑤ 정서 조절이 불안정해진다.

3. 퇴행성 관절염의 요인으로 옳지 않은 것은?

① 흡연, 음주, 카페인
② 운동량 과다
③ 갑상선 및 부갑상선 질환
④ 유전적인 요소
⑤ 폐경, 여성 호르몬 감소

4. 대상자가 변비가 있는 경우 도움이 되는 식품이 아닌 것은?

① 사과, 배
② 무청, 양배추
③ 초콜릿, 탄산음료
④ 호두, 해바라기씨
⑤ 검정콩, 된장

5. 대상자가 기저귀를 사용할 때 지켜야 할 기본 원칙이 아닌 것은?

① 대상자가 몇 번의 실금을 보이는 경우 바로 기저귀를 사용한다.
② 대상자의 프라이버시를 존중한다.
③ 피부 손상과 욕창이 생길 수 있으므로 자주 살펴본다.
④ 기저귀를 교체하는 동안 불쾌한 표정을 짓지 않는다.
⑤ 냄새가 불쾌감을 주므로 환기를 시킨다.

6. 임종 징후로 옳지 않은 것은?

① 의식이 점차 흐려진다.
② 피부색이 파랗게 변한다.
③ 음식 및 음료섭취에 무관심해진다.
④ 손발이 차가워진다.
⑤ 맥박이 빨라지고 혈압이 떨어진다.

7. 다음 중 장기요양 대상자의 여가활동 유형과 내용이 잘못 연결된 것은?

① 종교참여활동 : 교회, 사찰, 성당가기
② 운동활동 : 가벼운 산책
③ 소일활동 : 텃밭 야채가꾸기, 식물가꾸기
④ 자기계발활동 : 책읽기, 연극, 음악회, 영화
⑤ 가족중심활동 : 가족 소풍, 가족과의 대화

8. 치매 대상자와의 언어적인 의사소통에서 지켜야 할 기본원칙으로 옳지 않은 것은?

① 어린아이에게 이야기하는 것처럼 말한다.
② 대상자의 신체적 상태를 파악한다.
③ 대상자가 이해할 수 있도록 말한다.
④ 대상자의 속도에 맞춘다.
⑤ 대상자가 실수를 했을 때 비웃거나, 화를 내지 않는다.

9. 노인의 약물 사용방법으로 옳지 않은 것은?

① 이전 처방약이 많이 남은 경우 의사에게 확인 후 복용한다.
② 약과 술을 함께 먹지 않는다.
③ 약 복용시간을 준수한다.
④ 증상이 비슷하다고 다른 대상자에게 처방된 약을 주지 않는다.
⑤ 약을 꾸준히 복용하여 증상이 호전된 경우 약 복용을 중단한다.

10. 위벽의 점막뿐만 아니라 근육층까지 손상된 위장병으로 스트레스, 잘못된 식습관, 위 점막 손상 등이 요인으로 알려진 노인성 질환은 무엇인가?

① 위암
② 위염
③ 위 천공
④ 위궤양
⑤ 위 협착

11. 대상자가 관을 통해 영양을 공급해야 될 때 지켜야 할 기본원칙이 아닌 것은?

① 너무 진한 농도의 영양을 너무 빠르게 주입하지 않는다.
② 영양액의 온도는 차갑게 주입한다.
③ 영양액은 유효기간 이내의 것만 사용한다.
④ 비위관이 새면 임의로 만지지 말고 간호사에게 연락한다.
⑤ 영양액을 너무 천천히 주입하면 상할 수 있으므로 주의한다.

12. 수급자가 장기요양기관이 아닌 노인요양시설 등의 기관 또는 시설에서 재가급여 또는 시설급여에 상당한 장기요양급여를 받은 경우 수급자에게 지급되는 현금급여는?

① 가족요양비
② 요양병원간병비
③ 시설급여
④ 특례요양비
⑤ 재가급여

13. 요양보호사의 업무가 아닌 것은?

① 간호처치서비스
② 정서지원
③ 신체활동지원
④ 개인활동 지원
⑤ 일상생활지원

14. 시설생활 노인 권리보호를 위한 윤리강령 중 다음 사례가 설명하는 권리는 무엇인가?

박씨 할아버지는 외부에서 시설 방문을 이유로 허락없이 사진을 찍고 방에 들어왔다 나가는 것을 보면 매우 불쾌하다고 하신다.

① 안락하고 안전한 생활환경을 제공받을 권리
② 스스로 입소를 결정하고 계약할 권리
③ 개별화된 서비스를 제공받고 선택할 권리
④ 존엄한 존재로 대우받을 권리
⑤ 사생활과 비밀보장에 관한 권리

15. 돌봄서비스 현장 내 성희롱으로 요양보호사가 대처해야 할 방안으로 틀린 것은?

① 성희롱 행위자를 징계한다.
② 기관의 담당자에게 보고한다.
③ 외부의 전문기관에 상담하여 도움을 받는다.
④ 평소에 대처방법과 예비지식을 숙지한다.
⑤ 단호히 거부의사를 표현한다.

16. 다음 내용이 설명하는 치매 대상자의 문제행동은 무엇인가?

해질녘이 되면 더욱 혼란스러워 하며 불안정하게 의심 및 우울 증상을 보인다.

① 배회　　　　② 파괴적 행동
③ 석양증후군　　④ 망각
⑤ 부적절한 성적 행위

17. 응급처치의 목적으로 옳지 않은 것은?

① 고통 증대
② 인명 구조
③ 상처와 질병 악화 방지
④ 회복기간 단축
⑤ 심리적 안정 도모

18. 의사소통의 유형 중 비언어적 의사소통이 아닌 것은?

① 자세　　　　② 얼굴표정
③ 어조　　　　④ 눈맞춤
⑤ 표현력

19. 판단력, 이해력 장애가 있는 대상자와 이야기하는 방법으로 옳지 않은 것은?

① 어린아이 취급하는 말은 사용하지 않는다.
② 상대의 말하는 속도에 맞추어 이야기한다.
③ 불쾌감을 주는 언어를 사용하지 않는다.
④ 대상자의 말이 끝날 때까지 기다리면서 고개를 끄덕여 듣고 있음을 알린다.
⑤ 그림판 같은 도구를 이용하여 이해를 돕는다.

20. 요양보호사의 업무보고 시기가 아닌 것은?

① 대상자의 상태에 변화가 생겼을 때
② 요양보호사의 시간이 남았을 때
③ 위급한 사고가 발생했을 때
④ 새로운 업무방법을 찾았을 때
⑤ 계획된 서비스에서 변경할 필요가 있을 때

21. 암 발생을 예방하는 식생활로 잘못된 것은?

① 탄 음식은 피한다.
② 균형잡힌 식사를 위해 매끼 세 가지 식품군을 골고루 섭취한다.
③ 채소와 과일은 충분히 섭취한다.
④ 소금에 절인 음식을 줄인다.
⑤ 육가공품을 통한 아질산염의 섭취를 줄인다.

22. 노인의 수면 관리방법으로 잘못된 것은?

① 수면제나 진정제를 장기간 복용한다.
② 저녁에 과식하지 않는다.
③ 편한 잠옷을 입는다.
④ 적절한 운동을 한다.
⑤ 밤잠을 설치게 되므로 낮잠은 자지 않는다.

23. 다음 중 체위변경의 원칙으로 옳지 않은 것은?

① 대상자가 스스로 움직일 수 있어도 위험할 수 있으므로 요양보호사가 처음부터 도와준다.
② 이동 후 대상자가 구토, 식은땀 등의 증상을 보이면 원래 자세로 돌려놓는다.
③ 대상자에게 미리 동작을 설명하고 동의를 구한다.
④ 대상자의 신체상황을 고려한다.
⑤ 불편감을 덜기 위해 속도와 빈도를 적절하게 실시한다.

24. 손발 청결을 위한 원칙으로 잘못된 것은?

① 모직의류는 피한다.
② 보습을 고려한 비누를 사용한다.
③ 손톱은 일자로, 발톱은 둥글게 자른다.
④ 피부에 상처가 나지 않도록 조심한다.
⑤ 발톱 주위 염증을 발견하면 간호사에게 보고한다.

25. 효과적인 말하기 방법이 아닌 것은?

① 부정적인 비교를 하지 않는다.
② 자신이 모든 일에 전문가임을 주장한다.
③ 편안하고 이완된 자세를 취한다.
④ 자신의 의사표현을 분명하게 전달한다.
⑤ 자신의 감정에 솔직해진다.

26. 탈수의 증상으로 옳지 않은 것은?

① 심한 갈증
② 피곤함, 무기력함
③ 마른 피부
④ 정신의 혼동
⑤ 소변 횟수 증가

27. 요양보호사의 감염예방을 위한 위생관리 원칙으로 옳지 않은 것은?

① 청결을 위해 매일 샤워를 한다.
② 분비물에 오염된 물품은 정해진 곳에 버린다.
③ 손톱을 짧게 자주 자른다.
④ 가운과 신발은 대상자와 접촉하지 않기 때문에 깨끗하지 않아도 된다.
⑤ 손을 자주 씻는다.

28. 휠체어를 사용할 때의 주의사항으로 옳지 않은 것은?

① 비를 맞지 않게 한다.
② 접은 상태로 보관한다.
③ 타이어 뒷바퀴 공기압을 낮게 한다.
④ 사용하지 않을 때는 반드시 잠금장치를 한다.
⑤ 대상자가 타고 내릴 때마다 잠금장치가 잠겨있는지 확인한다.

29. 위염에 대한 대표적인 증상으로 옳은 것은?

① 변비
② 명치의 통증, 트림, 구토
③ 위 천공
④ 위 출혈
⑤ 체중 감소

30. 겨울철 뇌졸중을 예방하는 안전수칙에 대한 내용으로 틀린 것은?

① 낮시간대에 운동을 한다.
② 찬 곳으로 나갈 때는 몸을 따뜻하게 한 후 나가야 한다.
③ 운동하기 전 준비운동을 평소보다 충분히 한다.
④ 술을 많이 마신 다음 날 아침에는 가급적 외출을 삼간다.
⑤ 실내운동을 삼가고 실외운동을 하는 것이 좋다.

31. 노인의 영양부족을 확인할 수 있는 지표가 아닌 것은?

① 체중 감소　② 신체 기능 저하
③ 피로　④ 고령
⑤ 탈수

32. 개인위생 중 구강청결 돕기 시의 원칙으로 옳지 않은 것은?

① 입안을 닦아낼 때 혀 안쪽까지 깊숙이 닦는다.
② 누워있는 대상자는 옆으로 누운 자세를 한 후 도와준다.
③ 입안에 염증 여부를 확인한다.
④ 상처있는 부위는 더 자극하지 않도록 조심한다.
⑤ 치료받을 치아가 있는지 확인한다.

33. 수분 섭취를 제한해야 하는 질병이 아닌 것은?

① 신부전증
② 심한 갑상선기능저하증
③ 발기부전
④ 간경화
⑤ 부신기능저하증

34. 중추신경계에 천천히 진행되는 퇴행성 변화로 원인은 불명확하나 신경전달물질인 도파민을 만들어내는 신경세포가 파괴되는 질환은 무엇인가?

① 뇌졸중
② 파킨슨 질환
③ 당뇨
④ 치매
⑤ 뇌출혈

35. 노인의 적절한 운동방법이 아닌 것은?

① 운동 중간 충분한 휴식을 취한다.
② 탁구, 배드민턴, 테니스 등의 운동을 주로 한다.
③ 개인의 능력에 맞는 운동으로 시작한다.
④ 즐거운 마음으로 한다.
⑤ 최소 10분 이상의 준비운동을 한다.

요양보호사 모의고사 3회 (실기)

1. 식기 및 주방의 위생관리 방법으로 옳지 않은 것은?

① 수세미는 스펀지형보다 그물형이 위생적이다.
② 찬장을 자주 환기시킨다.
③ 고무장갑은 용도별로 구분한다.
④ 싱크대 배수구에 기름을 부어놓으면 악취가 사라진다.
⑤ 씻은 식기는 어긋나게 엎어 놓는다.

2. 휠체어 이동 시 작동법으로 옳지 않은 것은?

① 문턱을 내려갈 때 – 휠체어를 앞으로 돌려 내려간다.
② 오르막길을 갈 때 – 지그재그로 밀고 올라간다.
③ 문턱을 오를 때 – 앞바퀴를 들어 올린다.
④ 울퉁불퉁한 길 – 앞바퀴를 살짝 올린다.
⑤ 엘리베이터 타고 내릴 때 – 뒤로 들어가서 앞으로 밀고 나온다.

3. 다음 중 요양보호사가 갖추어야 할 윤리적 태도가 아닌 것은?

① 서비스 제공 시 일어날 수 있는 사고를 예방하여야 한다.
② 대상자 가족의 재산을 고의적으로 파괴하거나 훔치는 행위를 하지 않는다.
③ 요양보호사 업무를 수행하고 있는 동안 교육 훈련 프로그램은 참여하지 않아도 된다.
④ 대상자에게 호감을 준다.
⑤ 대상자가 말을 듣지 않는다고 해서 신체적 폭력을 가하지 않는다.

4. 노인의 영양문제로 옳지 않은 것은?

① 만성 퇴행성 질환과 활동제한이 있다.
② 저체중 노인의 비율이 높다.
③ 노인 결식률이 높다.
④ 영양부족 노인들이 많다.
⑤ 지방 섭취량이 감소하고 나트륨 섭취가 과다하다.

5. 노화에 따른 호흡기계 질환에 해당하지 않는 것은?

① 인플루엔자 ② 만성 기관지염
③ 폐결핵 ④ 고혈압
⑤ 천식

6. 대상자의 화장실 이용 돕기 방법으로 옳지 않은 것은?

① 휠체어를 사용하는 경우 화장실이 가까워도 제대로 앉힌 후 이동한다.
② 응급상황을 알릴 수 있는 응급벨을 설치한다.
③ 배설물이 이상한 경우 시설장 또는 간호사에 보고한다.
④ 화장실 바닥의 물기를 제거한다.
⑤ 편마비 대상자는 마비된 쪽에 휠체어를 두고 옮긴다.

7. 퇴행성 관절염이 있는 대상자가 조심해야 할 운동이 아닌 것은?

① 등산
② 계단 오르내리기
③ 장거리 걷기
④ 수영
⑤ 줄넘기

8. 대상자의 칫솔질을 할 때 주의사항이 아닌 것은?

① 가능하면 스스로 하게 한다.
② 치약의 양을 많이 짠다.
③ 식사 후 30분 이내에 3분간 하는 습관을 들인다.
④ 혈액응고 장애가 있는 대상자는 치실을 사용하지 않는다.
⑤ 칫솔질로 혀까지 잘 닦는다.

9. 자동심장충격기 사용방법으로 잘못된 것은?

① 버튼을 누르기 전 대상자의 주변에 다른 사람이 떨어져 있는지 확인한다.
② 자동심장충격기는 전기가 흐르기 때문에 전문 의료진만 사용한다.
③ 가슴압박과 인공호흡의 비율은 30 : 2이다.
④ 오른쪽 패드는 오른쪽 빗장뼈, 왼쪽 패드는 왼쪽 중간 겨드랑이선에 붙인다.
⑤ 119 구급대가 현장에 도착할 때까지 계속한다.

10. 당뇨병이 있는 대상자의 식이요법으로 잘못된 것은?

① 하루 세 번 규칙적인 식사를 한다.
② 반찬은 싱겁게 골고루 먹는다.
③ 설탕이나 꿀 등을 함유한 단 음식을 자주 섭취한다.
④ 균형 있는 식사를 한다.
⑤ 육류보다는 고섬유질 음식을 섭취한다.

11. 우울증을 앓고 있는 대상자에 대한 치료 및 예방 방법으로 옳지 않은 것은?

① 주로 어두운 밤에 규칙적으로 운동한다.
② 사회적 활동을 늘린다.
③ 일상생활이 어려운 우울증은 정신과 방문 상담을 한다.
④ 대상자가 느끼는 감정을 인정하고 수용한다.
⑤ 주변의 긍정적인 지지가 필요하다.

12. 대상자가 안약을 투여할 때 돕는 방법으로 잘못된 것은?

① 생리식염수로 적신 멸균솜을 눈 안쪽에서 바깥쪽으로 닦는다.
② 투약 절차를 설명한다.
③ 손을 씻고 투약한다.
④ 안약은 각막에 직접 점안한다.
⑤ 안약은 오염되지 않게 뚜껑을 잘 닫아 보관한다.

13. 설거지를 할 때 제일 먼저 씻어야 하는 것은?

① 기름기 많은 접시
② 수저
③ 유리컵
④ 국그릇
⑤ 프라이팬

14. 기관지확장제(흡인기)를 사용하는 방법으로 옳지 않은 것은?

① 1회 투약 후 다음 투약까지 최소 1분은 기다린다.
② 사용하기 전에 뚜껑을 열고 충분히 흔들어준다.
③ 적어도 10초간 숨을 참고 천천히 내쉰다.
④ 머리를 약간 앞으로 숙이고 충분히 숨을 내쉰다.
⑤ 3~5초간 천천히 깊게 숨을 들이마신다.

15. 쾌적한 주거환경을 위해 집안에 조명을 어느 한곳만 지나치게 밝게 하면 안 되는 이유는 무엇인가?

① 대상자의 프라이버시를 위해서
② 전기세가 많이 나오기 때문에
③ 낙상할 위험 때문에
④ 조명 아래가 뜨거워지기 때문에
⑤ 습도조절을 위해서

16. 대상자의 의치 세척 방법으로 옳지 않은 것은?

① 의치를 뜨거운 물에 삶는다.
② 의치세정제를 사용한다.
③ 주방세제를 대신 사용할 수 있다.
④ 표백제는 사용하지 않는다.
⑤ 흐르는 미온수에 헹군다.

17. 소독제를 사용할 때의 안전수칙으로 옳지 않은 것은?

① 피부에 소독약이 닿으면 손으로 비빈다.
② 보호장구를 착용한다.
③ 다른 소독제와 혼합해서 사용하지 않는다.
④ 희석해서 사용할 때 희석비율을 지킨다.
⑤ 사용하기 전 사용설명서를 충분히 읽는다.

18. 수분을 충분히 마셔야 하는 질병이 아닌 것은?

① 폐렴　　② 당뇨병
③ 간경화　　④ 고혈압
⑤ 염증성 비뇨기 질환

19. 대상자의 의치 관리 방법으로 옳지 않은 것은?

① 의치세정제가 담긴 용기에 보관한다.
② 분실되지 않도록 보관한다.
③ 자기 전에는 의치를 뺀다.
④ 의치는 따뜻한 물에 보관한다.
⑤ 의치를 헹굴 때는 흐르는 미온수를 이용한다.

20. 성인용 보행기 점검 요령으로 옳지 않은 것은?

① 보행기의 손잡이, 고무받침이 닳지 않았는지 확인한다.
② 접이식 보행기라면 펼친 후 잠김 버튼이 완전히 채워졌는지 확인한다.
③ 미끄러지지 않는 양말과 신발을 신도록 돕는다.
④ 대상자 뒤에 보행기를 두고, 바퀴를 잠그고 대상자가 일어서도록 돕는다.
⑤ 대상자의 팔꿈치가 약 30°로 구부러지도록 대상자 둔부 높이로 조절한다.

21. 대상자의 지팡이 이용 보행 방법으로 옳은 것은?

① 지팡이의 고무받침이 닳지 않았는지, 손잡이가 안전한지 확인한다.
② 신발은 대상자에게 편한 것으로 신도록 돕는다.
③ 지팡이를 사용하는 쪽 발의 새끼발가락으로부터 앞 10cm, 옆 10cm 지점에 지팡이 끝을 놓는다.
④ 마비쪽 다리를 뒤로 옮겨 놓는다.
⑤ 팔꿈치가 구부러지는 정도는 약 45°가 좋다.

22. 침상에 있는 대상자의 배설 돕기 방법으로 옳지 않은 것은?

① 침상에서는 커튼이나 스크린을 가리지 않아도 된다.
② 변의를 호소할 때 즉시 배설할 수 있도록 도와준다.
③ 복부 마사지를 시행해서 장운동이 활발해질 수 있도록 한다.
④ 대상자의 소변에 피가 섞여 나오면 시설장이나 간호사에게 보고한다.
⑤ 변기는 따뜻한 물로 데워 놓는다.

23. 대상자의 지팡이 이용 보행을 돕는 방법으로 틀린 내용은?

① 지팡이를 쥐지 않는 옆쪽에 위치하여 돕는 방법은 옆에서의 보조 방법이다.
② 대상자의 허리와 어깨 부위를 지지하는 방법은 뒤에서의 보조 방법이다
③ 평지를 이동할 때는 지팡이 → 마비된 다리 → 건강한 다리 순이다.
④ 지팡이를 이용하여 계단을 오를 때는 지팡이 → 마비된 다리 → 건강한 다리 순이다.
⑤ 지팡이를 이용하여 계단을 내려갈 때는 지팡이 → 마비된 다리 → 건강한 다리 순이다.

24. 대상자의 경관영양 돕기 방법으로 옳지 않은 것은?

① 섭취량을 기록한다.
② 입술보호제를 발라준다.
③ 대상자가 의식이 없으면 식사 시작과 끝을 알리지 않아도 된다.
④ 영양주머니는 식사할 때마다 깨끗이 씻어서 말린 후 사용한다.
⑤ 비위관 주변의 청결을 유지한다.

25. 다음 대상자의 여가활동 중 해당하는 유형은 무엇인가?

대상자 : 텃밭에 야채를 키우거나 식물을 가꾸고 싶어.

① 자기계발 활동
② 사교오락 활동
③ 운동 활동
④ 소일 활동
⑤ 가족중심 활동

26. 업무를 보고할 때 구두보고를 해야 할 상황은?

① 전산으로 보고할 때
② 상황이 급할때
③ 보고내용이 복잡할 때
④ 정확한 기록을 남겨야 할 때
⑤ 정확히 보고할 필요가 있을 때

27. 대상자가 골절로 의심되는 경우 돕는 방법은?

① 스스로 움직여 병원으로 가도록 돕는다.
② 상처 부위에 온찜질을 한다.
③ 손상 부위를 마사지한다.
④ 출혈이 있는 경우 물티슈를 이용하여 덮는다.
⑤ 필요하면 손상 부위를 부목으로 고정시킨다.

28. 대상자의 투약을 돕는 방법으로 옳지 않은 것은?

① 금식인 경우에도 혈압약과 같이 매일 투약해야 하는 약은 반드시 복용하도록 한다.
② 약을 먹으면서 기침이 심하면 시설장이나 간호사에게 보고한다.
③ 기존에 먹던 약이 남아있으면 새로 처방받은 약과 함께 복용한다.
④ 준비된 약의 양만 준다.
⑤ 대상자에게 투약 절차를 설명한다.

29. 칫솔질의 방향이 잘못된 경우 나타나는 증상이 아닌 것은?

① 치아 흔들림
② 치아 표면 마모
③ 구토
④ 질식
⑤ 구강 점막 및 잇몸 손상

30. 노인의 소화기계에 대한 특성으로 옳지 않은 것은?

① 간 기능이 떨어진다.
② 음식을 씹기 어렵다.
③ 후각과 미각이 예민해진다.
④ 쓴맛을 잘 느낀다.
⑤ 소화능력이 저하된다.

31. 소화기계 중 위에서 상처난 부분끼리 달라붙거나 좁아지는 질환은 무엇인가?

① 위협착 ② 위천공
③ 위궤양 ④ 위염
⑤ 위암

32. 대상자가 경련을 일으킬 때 돕는 방법으로 옳지 않은 것은?

① 입에 이물질을 넣지 않는다.
② 대상자를 일직선으로 눕혀둔다.
③ 5분 이상 지속되면 즉시 119에 신고한다.
④ 억지로 발작을 멈추게 하려고 하지 않는다.
⑤ 편하게 호흡할 수 있도록 도와준다.

33. 대상자의 회음부 청결 돕기 방법으로 옳지 않은 것은?

① 최대한 대상자 스스로 하도록 한다.
② 여성의 회음부를 뒤쪽에서부터 앞쪽으로 닦아낸다.
③ 일회용 장갑을 착용한다.
④ 남성은 음경을 수건으로 잡고, 겹치는 부분과 음낭의 뒷면을 닦아낸다.
⑤ 회음부, 음경 전용수건과 거즈나 솜을 사용해야 한다.

34. 대상자가 유치도뇨관을 사용할 때 소변이 제대로 배출되지 않으면 나타나는 증상은 무엇인가?

① 허리통증
② 구토
③ 두통
④ 아랫배 팽만감과 불편감
⑤ 속쓰림

35. 대상자가 침대 위에서 이동하는 것을 도울 때 주의사항이 아닌 것은?

① 대상자를 끌어당기지 말고 조금씩 들어서 이동시킨다.
② 하반신 마비 대상자는 특히 넘어지는 것을 주의해야 한다.
③ 대상자의 불편함을 최소화하기 위해 한꺼번에 많이 움직인다.
④ 옆으로 눕힐 때 요양보호사가 돌려 눕히려고 하는 쪽에 서야 한다.
⑤ 이동 후에 어지러움, 구토, 식은땀 등의 증상이 보이면 원래 자세로 돌려놓고 간호사에게 보고한다.

36. 노인의 세수 돕기 원칙으로 잘못된 것은?

① 정기적으로 면봉으로 귀 입구의 귀지를 닦아낸다.
② 세안 시 코 안쪽과 콧방울을 세심히 닦아 준다.
③ 코털이 코 밖으로 나온 경우 깎아 준다.
④ 안경을 착용하는 대상자라면 하루에 한 번 이상 안경 닦는 천으로 닦아준다.
⑤ 눈곱이 끼었으면 눈곱이 있는 쪽 눈부터 먼저 닦는다.

37. 경구약 복용 시 주의점이 잘못된 것은?

① 물약 - 계량컵으로 처방된 양만 준다.
② 물약 - 뚜껑을 열 때, 병뚜껑 안쪽이 위를 향하게 둔다.
③ 가루약 - 숟가락을 사용한다.
④ 알약 - 손에서 손으로 옮긴다.
⑤ 알약 - 개수가 많으면 2~3번에 나눠 준다.

38. 임종 적응 단계가 아닌 것은?

① 타협 ② 우울
③ 수용 ④ 부정
⑤ 기쁨

39. 화상 입은 대상자를 돕는 방법으로 잘못된 것은?

① 된장이나 치약을 바른다.
② 물집이 생기면 터뜨리지 않는다.
③ 팔찌 같은 장신구는 최대한 빨리 벗긴다.
④ 벗기기 힘든 의복은 벗기지 말고 자른다.
⑤ 15분 이상 찬물에 담근다.

40. 고혈압약을 복용하는 대상자가 먹으면 안 되는 음식은?

① 물 ② 저지방우유
③ 자몽주스 ④ 참외
⑤ 야채

41. 대상자의 통 목욕을 돕는 방법으로 옳지 않은 것은?

① 고혈압 대상자는 혈압약을 복용하고 1시간 이후에 목욕을 한다.
② 다리, 팔, 몸통의 순서로 헹군다.
③ 욕조 내 시간은 5분 정도로 한다.
④ 목욕 후 시원한 우유, 차 등으로 수분을 섭취한다.
⑤ 욕조에 들어가기 전 물의 온도를 미리 느껴보게 한다.

42. 대상자에게 좋은 말벗이 되기 위한 방법으로 옳지 않은 것은?

① 어린아이를 대하듯이 편하게 대한다.
② 대상자의 감정에 공감한다.
③ 대상자의 신체적 특성을 이해한다.
④ 대상자의 개인적 특성과 생활력을 존중한다.
⑤ 과도한 의존관계를 형성하지 않는다.

43. 침구 선택 및 정리 방법으로 옳지 않은 것은?

① 더러워진 시트는 수시로 교체한다.
② 너무 푹신한 매트리스는 오히려 자세가 나빠지거나 피로해지기 쉽다.
③ 메밀껍질이나 식물의 종자로 만들어진 베개가 좋다.
④ 이불의 건조시간은 오후 8~10시가 좋다.
⑤ 감염 대상자는 모포와 베개에 커버를 씌워 커버를 매일 교체한다.

44. 위궤양으로 진단받은 대상자의 치료 방법으로 옳지 않은 것은?

① 위 출혈 시 병원치료를 받는다.
② 위궤양으로 진단 받은 후 흡연 횟수를 줄인다.
③ 규칙적인 식사를 한다.
④ 약물요법과 함께 충분한 수면과 심신 안정을 취한다.
⑤ 진통제 복용 시 점막 보호제와 함께 복용한다.

45. 대상자의 이동변기 사용 돕기에서 잘못된 내용은?

① 이동변기는 매번 깨끗이 씻는다.
② 배설이 어려울 때 뜨거운 물을 항문이나 요도에 끼얹는다.
③ 편마비의 경우 이동변기를 건강한 쪽으로 붙인다.
④ 이동변기 내에 있는 배설물은 즉시 처리한다.
⑤ 불필요한 노출은 줄인다.

요양보호사 모의고사 4회 (실기)

1. 대상자의 옴 치료 및 예방 방법으로 옳지 않은 것은?

① 옴 대상자의 침구, 옷, 수건 등과의 접촉을 피한다.
② 옴은 대상자만 치료받으면 된다.
③ 심한 가려움증은 병원을 간다.
④ 치료용 연고는 밤에 바르고 다음 날 아침에 씻는다.
⑤ 세탁이 어려운 침구는 3일간 햇빛에 널어 놓는다.

2. 다음에서 설명하는 사례는 시설생활 노인 권리보호를 위한 윤리강령 중 어떤 권리에 해당하는가?

박씨 할아버지는 침대에서 낙상한 경험이 있다. 이후 요양보호사는 재발방지를 위해 자리를 비울 때마다 손과 발을 묶어 놓고 나가서 하루에도 몇 번씩 억제를 당하고 있다.

① 차별 및 노인학대를 받지 않을 권리
② 안락하고 안전한 생활환경을 제공받을 권리
③ 존엄한 존재로 대우받을 권리
④ 질 높은 서비스를 받을 권리
⑤ 신체구속을 받지 않을 권리

3. 대상자의 수면 관리를 위해 지켜야 할 원칙으로 옳지 않은 것은?

① 일정한 시각에 잠자리에 드는 습관을 들인다.
② 수면제나 진정제는 장기간 복용하지 않는다.
③ 충분한 수면을 위해 저녁에 과식을 하고 잔다.
④ 금주와 금연을 한다.
⑤ 밤잠을 자주 설치는 경우 낮잠을 자지 않는다.

4. 귀약을 투여하는 방법으로 옳은 것은?

① 따뜻한 손으로 약병을 만지면 안 된다.
② 귀 아랫부분을 잡고 앞쪽으로 잡아당겨 투약한다.
③ 귀약 투입구를 외이도 깊숙이 넣는다.
④ 귓바퀴를 후상방으로 잡아당겨 투약한다.
⑤ 귀약 투여 시 손은 안씻어도 무방하다.

5. 재가노인복지시설에 해당하지 않는 시설은?

① 단기보호
② 방문요양
③ 노인복지관
④ 방문목욕
⑤ 주 · 야간보호

6. 대상자의 이동변기 사용 돕기의 방법으로 옳은 것은?

① 변기를 차갑게 해둔다.
② 대상자의 프라이버시를 보호한다.
③ 편마비의 경우 이동변기를 마비 쪽으로 침대 난간에 붙인다.
④ 이동변기 사용 중에는 주위를 조용하게 한다.
⑤ 변기는 하루에 한 번씩 깨끗이 씻는다.

7. 안전한 주거환경 조성에 대한 내용으로 옳지 않은 것은?

① 현관 바닥은 미끄러운 소재를 사용한다.
② 거실 출입구 문턱을 없앤다.
③ 현관 문고리는 막대형으로 설치한다.
④ 식탁보는 밝은 색으로 한다.
⑤ 화장실에 미끄럼방지 매트를 설치한다.

8. 다음에서 설명하는 노인학대 유형은 무엇인가?

- 쳐다보지 않고 무시한다.
- 친구나 친지 등이 방문하는 것을 싫어한다.
- 거취 결정에서 노인을 배제한다.

① 정서적 학대
② 자기방임
③ 성적 학대
④ 유기
⑤ 신체적 학대

9. 주의력결핍 장애 대상자와 의사소통하는 방법으로 옳지 않은 것은?

① 익숙한 사물에 대해 이야기한다.
② 명확하고 간단하게 이야기한다.
③ 천천히, 조용히 반복하여 이야기한다.
④ 주변이 시끄러운 카페에서 대화한다.
⑤ 눈을 맞춘다.

10. 임종이 가까운 대상자의 요양보호로 옳지 않은 것은?

① 대상자가 불안감과 두려움을 덜 수 있게 도와준다.
② 실금이 있는 경우 기저귀를 대준다.
③ 혼수상태인 경우 그동안 속상했던 이야기들을 한다.
④ 머리를 옆으로 돌려 분비물 배출을 편하게 도와준다.
⑤ 체온이 떨어지는 경우 이불을 덮어준다.

11. 요양보호사의 업무보고 시기로 옳지 않은 것은?

① 계획된 서비스에서 추가하거나 변경할 때
② 요양보호사가 심심할 때
③ 업무 수행 중 잘못되었을 때
④ 새로운 정보를 파악했을 때
⑤ 사고가 발생했을 때

12. 주방과 식기의 위생관리 방법으로 옳지 않은 것은?
① 찬장은 자주 환기시킨다.
② 습기 찬 고무장갑을 사용하지 않는다.
③ 씻은 식기는 행주로 닦지 않는다.
④ 행주와 고무장갑은 용도를 구분하여 사용한다.
⑤ 싱크대는 여름철보다 겨울철에 더 신경써야 한다.

13. 임종 후 대상자의 사후관리 방법으로 옳지 않은 것은?
① 엉덩이 밑에 패드를 댄다.
② 대상자의 의치 보관 여부는 가족에게 확인한다.
③ 대상자의 소유물은 모아서 목록을 만들어 둔다.
④ 사후 강직이 시작된 후 바른 자세를 취한다.
⑤ 방을 깨끗하게 정리 후 조명을 차분하게 조절한다.

14. 심폐소생술 시행 시 대상자의 가슴을 압박하는 이유는?
① 기도를 유지하기 위해서이다.
② 심장과 뇌로 충분한 혈액순환을 시키기 위해서이다.
③ 대상자의 반응을 확인하기 위해서이다.
④ 대상자의 고통을 줄이기 위해서이다.
⑤ 인공호흡하기 편하기 때문이다.

15. 머리를 자르려고 하지 않는 대상자의 대처 방안은?
① 머리를 잡아당긴다.
② 손발을 묶어 강제로 자른다.
③ 잠을 자고 있는 동안 잘라준다.
④ 짜증과 화를 낸다.
⑤ 거울을 보여주면서 동기유발을 일으킨다.

16. 대상자의 지팡이 길이를 결정하는 방법으로 옳은 것은?
① 지팡이를 한 걸음 앞에 놓았을 때 팔꿈치가 약 90° 구부러지는 정도
② 지팡이 손잡이가 대상자의 배꼽까지의 높이
③ 높은 구두를 신고 섰을 때 손목 높이
④ 지팡이를 한 걸음 앞에 놓았을 때 팔꿈치가 약 30° 구부러지는 정도
⑤ 평소 신는 신발을 신고 똑바로 섰을 때 배꼽까지의 높이

17. 요양보호서비스의 범위로 옳은 것은?
① 대상자의 친척 식사 준비
② 대상자 애완견의 산책
③ 대상자 가족의 침구 세탁
④ 대상자의 손녀 생일상 준비
⑤ 대상자의 목욕

18. 자신의 의지와 상관없이 소변이 밖으로 흘러나오는 증상은?

① 당뇨병 ② 요실금
③ 전립선 비대증 ④ 요로 감염
⑤ 파킨슨

19. 요양보호 기록의 목적으로 옳지 않은 것은?

① 요양보호사의 책임성 강화
② 원활한 인수인계
③ 가족과 정보공유
④ 요양보호사의 감시
⑤ 질 높은 서비스 제공

20. 대상자의 주사 주입 돕기 방법으로 옳은 것은?

① 정맥 주입 속도를 일정하게 한다.
② 주사 부위가 가려운 경우 긁어준다.
③ 요양보호사는 주사 주입을 도와준다.
④ 바늘을 제거한 후 비빈다.
⑤ 수액병을 심장보다 낮게 유지한다.

21. 치매 대상자의 일상생활 지원 방법으로 옳지 않은 것은?

① 따뜻하게 대한다.
② 대상자의 안전을 위해 습관적으로 해오던 일도 도와준다.
③ 식사 시 접시보다 사발을 사용한다.
④ 규칙적인 생활을 하게 한다.
⑤ 위험이 될 만한 물건을 미리 없앤다.

22. 대상자의 외출 돕기 지원 방법으로 옳지 않은 것은?

① 대상자의 업무 대행 중 요양보호사의 업무도 같이 병행한다.
② 도보 시 보폭을 작게 이동한다.
③ 교통정보는 미리 파악한다.
④ 차량이용 시 요양보호사와 밀착하여 이동한다.
⑤ 대상자가 이동보조기구를 사용하는 경우 미리 점검한다.

23. 치매 대상자가 과식하는 경우 돕는 방법은 무엇인가?

① 아침과 점심을 굶긴다.
② 계속 음식을 준다.
③ 물만 섭취하도록 한다.
④ 그릇의 크기를 조정하여 식사량을 조절한다.
⑤ 밀가루와 튀김류의 음식을 주어 포만감을 느끼게 한다.

24. 판단력, 이해력 장애 대상자와 이야기하는 방법으로 옳지 않은 것은?

① 어려운 표현을 사용하지 않는다.
② 그림판을 이용한다.
③ 어린아이 대하듯 편하게 반말을 한다.
④ 짧은 문장으로 천천히 이야기한다.
⑤ 대상자의 말하는 속도에 맞추어 천천히 이야기한다.

25. 치매 대상자가 석양증후군의 증상을 보일 때 돕는 방법이 아닌 것은?

① 산책을 한다.
② 소일거리를 준다.
③ 신체적 제한을 하지 않는다.
④ 밤 시간 동안 계속 움직이거나 활동하게 한다.
⑤ 조명을 밝게 한다.

26. 요양보호사의 근골격계 질환이 발생하는 이유가 아닌 것은?

① 어두운 조명
② 미끄러운 바닥
③ 정리된 바닥과 통로
④ 높은 계단
⑤ 고장난 엘리베이터

27. 다음과 같이 말하는 대상자가 해당하는 임종 적응 단계는 무엇인가?

> "왜 하필 나야? 나는 아니야. 왜 지금이야"

① 분노 ② 타협
③ 우울 ④ 부정
⑤ 수용

28. 설사의 원인이 아닌 것은?

① 스트레스 ② 식중독
③ 기생충 ④ 가벼운 산책
⑤ 바이러스 및 세균

29. 대상자가 지팡이를 이용해 계단을 오를 때 알맞은 순서는?

① 건강한 다리 → 지팡이 → 마비된 다리
② 지팡이 → 건강한 다리 → 마비된 다리
③ 마비된 다리 → 지팡이 → 건강한 다리
④ 건강한 다리 → 마비된 다리 → 지팡이
⑤ 지팡이 → 마비된 다리 → 건강한 다리

30. 남성 노인이 면도를 할 때 돕는 방법으로 옳지 않은 것은?

① 면도날과 피부는 45° 정도의 각도를 유지한다.
② 귀밑에서 턱 쪽으로, 코밑에서 입 주위 순서로 면도한다.
③ 주름이 있는 경우 위쪽으로 밀면서 면도한다.
④ 1회용 면도기보다 전기면도기를 사용하는 것이 좋다.
⑤ 면도 후 피부유연제를 바른다.

31. 다음 중 요양보호사가 기록할 수 있는 것이 아닌 것은?

① 장기요양급여 제공 기록지
② 인수인계서
③ 상태기록지
④ 방문일지
⑤ 사고보고서

32. 욕창 예방을 위해 파우더와 도넛베개를 사용하지 않는 이유는 무엇인가?

① 압박을 받는 부위의 순환을 저해할 수 있으므로
② 대상자가 귀찮아하기 때문에
③ 요양보호사가 힘들기 때문에
④ 관리하기 힘들기 때문에
⑤ 도넛베개를 구하기 힘들기 때문에

33. 대상자의 식사 준비를 위한 식재료 구매 시 지켜야 할 원칙으로 옳지 않은 것은?

① 유통기한을 확인한다.
② 즉흥적으로 구매한다.
③ 영양표시를 확인한다.
④ 보관방법과 보관상태를 확인한다.
⑤ 필요한 양만 구매한다.

34. 건물에 화재 발생 시 대피요령으로 옳지 않은 것은?

① 문 틈을 물을 적신 옷이나 이불로 막는다.
② 자세는 최대한 낮추어 대피한다.
③ 손수건, 옷 등으로 호흡기를 보호하면서 대피한다.
④ 엘리베이터를 이용해 신속히 대피한다.
⑤ 아래층으로의 대피가 어려운 경우 옥상으로 대피한다.

35. 노화에 따른 감각기계의 특성으로 알맞은 것은?

① 눈썹은 회색으로 변하고 두꺼워진다.
② 눈물 양이 증가하여 건조증이 사라진다.
③ 후각이 예민해진다.
④ 신맛과 쓴맛을 더 잘 느낀다.
⑤ 노인성 난청은 남성보다 여성에게 흔히 나타난다.

36. 메라비언의 법칙에서 의사소통에 영향을 미치는 영향이 큰 것부터 나열한 것은?

① 청각적 요소 → 시각적 요소 → 언어적 요소
② 시각적 요소 → 청각적 요소 → 언어적 요소
③ 말의 내용 → 비언어적 요소 → 음성
④ 청각적 요소 → 시각적 요소 → 언어적 요소
⑤ 시각적 요소 → 언어적 요소 → 청각적 요소

37. 치매 대상자와 의사소통하는 방법으로 옳지 않은 것은?

① 대상자와 눈을 맞춘다.
② 줄임말, 은어 등을 사용하지 않는다.
③ 높은 톤으로 의사표현을 한다.
④ 물건마다 이름표에 이름을 붙인다.
⑤ 친숙한 활동을 통해 대화를 시도한다.

38. 흡인 물품 관리 방법으로 옳지 않은 것은?

① 고무제품은 끓인 후 말려서 보관한다.
② 흐르는 물에 카테터를 비벼 씻는다.
③ 한 번 사용한 카테터는 물에 담가 놓는다.
④ 사용한 물품은 소독해야 한다.
⑤ 일주일에 한 번씩 깨끗이 닦는다.

39. 대상자의 목욕 돕기 방법으로 옳지 않은 것은?

① 실내온도는 무조건 따뜻한 것이 좋다.
② 식사 전·후에는 목욕을 피한다.
③ 치매 대상자가 목욕을 거부할 경우 강제로 하지 않는다.
④ 다리→팔→몸통 순서로 물을 헹군다.
⑤ 되도록 스스로 씻게 하고 도움이 필요한 부분은 보조한다.

40. 치매 대상자와 언어적인 의사소통을 위한 기본원칙이 아닌 것은?

① 유행어나 외래어는 쓰지 않는다.
② 이해를 못하면 반복적으로 설명한다.
③ 과거 회상은 더 혼란을 줄 수 있으므로 조심한다.
④ 어린아이 대하듯 하지 않는다.
⑤ 한 번에 한 가지 질문만 한다.

41. 골다공증 대상자가 제한해야 하는 음식으로 옳은 것은?

① 무청 ② 아메리카노
③ 요구르트 ④ 물
⑤ 치즈

42. 뇌졸중의 증상으로 보기 어려운 것은?

① 두통 및 구토
② 어지럼증
③ 반신마비
④ 의식장애
⑤ 고혈압

43. 24시간 동안 8회 이상 배뇨하는 증상은 무엇인가?

① 실금 ② 야뇨증
③ 요실금 ④ 빈뇨증
⑤ 전립선 비대증

44. 심폐소생술 시 가슴 압박과 인공호흡의 비율로 알맞은 것은?

① 가슴 압박 20번, 인공호흡 2번
② 가슴 압박 10번, 인공호흡 1번
③ 가슴 압박 30번, 인공호흡 2번
④ 가슴 압박 10번, 인공호흡 3번
⑤ 가슴 압박 30번, 인공호흡 3번

45. 노화에 따른 노인의 피부계 변화로 옳지 않은 것은?

① 탄력이 감소한다.
② 눈꺼풀이 늘어진다.
③ 모근의 멜라닌 생성이 증가한다.
④ 발톱이나 손톱이 딱딱하고 두꺼워진다.
⑤ 주름살이 생긴다.

요양보호사 모의고사 정답 및 해설

제1회									
1	2	3	4	5	6	7	8	9	10
①	③	②	④	③	③	①	④	③	④
11	12	13	14	15	16	17	18	19	20
⑤	②	⑤	④	⑤	②	③	③	④	④
21	22	23	24	25	26	27	28	29	30
⑤	②	①	③	③	②	①	④	④	②
31	32	33	34	35					
④	③	⑤	④	②					

1. 사회복지의 목적은 인간다운 생활보장, 빈곤의 경감, 사회적 평등, 자립성의 증진, 사회통합이다.

2. 사회보험의 목적은 국민에게서 발생할 수 있는 사회적 위험으로부터 국민건강과 소득을 보장하는 제도이다.

3. 스트레스 대처 방법에는 긍정적으로 생각하는 생활습관, 숙면, 운동, 감정표현, 적극적인 대인관계, 생활양식의 변화 등이 있다.

4. 뼈를 보호하는 연골이 닳거나 없어지면서 관절에 염증성 변화가 생기는 것은 퇴행성 관절염 이라고 한다.

5. 노화에 따른 소화기계 특성
   - 위산분비의 증가로 소화능력 감소
   - 췌장의 인슐린 호르몬 분비 감소
   - 짠맛과 단맛은 둔해지고, 쓴맛과 신맛은 잘 느낀다.
   - 변비, 설사, 구토증상 등이 빈번해진다.
   - 간 기능이 감소

6. 호스피스 제공 시 주의사항
   - 호스피스 대상자의 자율성을 존중한다.
   - 호스피스 대상자의 정보를 경청하고 결정을 존중한다.
   - 호스피스 대상자가 정보를 듣고 결정을 내릴 수 있게 한다.
   - 호스피스 대상자와 가족을 존중한다.
   - 호스피스 대상자와 가족의 경험을 중시한다.

7. 체중감소 방지를 위해 적당한 식물성 기름, 무염버터 등을 적절히 이용한다.

8. 노인을 위한 유엔의 5가지 원칙
   독립의 원칙, 참여의 원칙, 보호의 원칙, 자아실현의 원칙, 존엄의 원칙

9. 장기요양기관의 장은 적절한 보호장구를 지급해야 한다.

10. 위염의 치료 및 예방법
   - 자극적인 음식을 피한다.
   - 금식 후에는 미음 등의 유동식을 섭취한 후 된죽을 먹는다.
   - 처방받은 제산제, 진정제 등의 약물을 사용하여 치료하기도 한다.
   - 너무 뜨겁거나 찬 음식을 섭취하지 않는다.

11. 당뇨병의 증상으로 여성 노인의 경우 질 분비물 및 질 감염이 증가한다.

12. 대상자와 요양보호사는 일방적으로 도움을 제공하는 수직관계가 아니라 함께 하는 상호 대등한 관계이다.

13. 동물성 식품의 섭취를 줄이고, 식물성 지방을 섭취한다.

14. 남성 노인의 경우 머리털과 수염은 줄고 입가나 볼에 털이 많아진다.

15. 요양보호사가 제공하는 서비스는 대상자에게만 제한하여 제공해야 한다.

16. 청소 및 주변정돈은 일상생활지원서비스에 해당한다.

17. 관장은 의료행위에 해당되므로 요양보호사가 직접 할 수 없고, 의료진과 상의를 해야 한다.

18. 장기요양서비스 이용 절차
- 서비스 신청접수 및 방문상담
- 서비스 제공 계획 수립
- 서비스 이용 계약 체결
- 서비스 제공
- 모니터링 실시 / 서비스 종료 또는 계속

19. 노인장기요양보험급여 대상자는 '65세 이상인 자' 또는 '65세 미만이지만 노인성 질병을 가진 자'이다. 노인성 질병에는 치매, 뇌혈관 질환, 파킨슨병, 중풍 후유증, 퇴행성 질환 등이 있다. 당뇨는 해당하지 않는다.

20. 빈둥지증후군은 자녀가 독립하여 집을 떠난 뒤에 부모가 겪는 슬픔, 외로움, 상실감을 느끼는 현상이다.

21. 개별가구의 소득이 국가가 정한 일정 기준선에 미달하는 빈곤층을 대상으로 기초적인 생활을 영위할 수 있도록 지원하는 복지제도를 말한다. 국민기초생활보장제도의 수급자로 선정되면 생계급여, 주거급여, 의료급여, 교육급여, 해산급여, 장제급여, 자활급여가 제공된다.

22. - 고령화사회 : 전체 인구 대비 65세 이상 노인인구가 7% 이상 14% 미만인 국가
- 고령사회 : 전체 인구 대비 65세 이상 노인인구가 14% 이상 20% 미만인 국가
- 초고령사회 : 전체 인구 대비 65세 이상 노인인구가 20% 이상인 국가

23. 출혈 부위를 심장보다 높게 위치하도록 한다.

24. 치매 대상자에게 접근할 때는 놀랄 수도 있기 때문에 앞에서 다가간다.

25. 수세미는 스펀지형보다 그물형이 더 위생적이다.

26. 방임은 부양 의무자로서의 책임이나 의무를 거부하고 불이행하거나 포기하여 노인에게 의식주 및 의료를 적절하게 제공하지 않는 것을 말한다.

27. 약간 미지근한 물수건으로 찜질하고 마른 수건으로 물기를 닦아낸다.

28. 여성 노인의 경우 질벽이 얇아지고 탄력성이 적어지며 윤활작용이 감소되어 성교가 어렵고 성교 시 통증이 있을 수 있으나 성적 욕구가 감소되는 것은 아니다.

29. 저녁 때 교통사고를 방지하기 위해 부분적이라도 밝은색이 들어간 옷이 좋다.

30. 고혈압 대상자는 조개류, 새우, 오징어, 정어리 등은 가급적 섭취하지 않는 것이 좋다.

31. 조리된 음식은 장시간 실온에 방치하지 않는다.

32. 요양보호기록을 할 때는 공식화된 용어를 사용한다. 문장은 의미가 분명하게 전달될 수 있도록 해야 하며, 사투리나 맞춤법에 어긋나는 표현이 없어야 한다.

33. 거동이 불편한 장기요양 대상자들의 여가활동은 정적인 자기계발 활동이나 소일활동 등으로 한다.

34. 우울증은 물음에 대해 모른다고 대답하는 경우가 많고, 치매는 물음에 대해 근사치를 대답한다.

35. 최대 심박출량과 심박동수가 감소한다.

제2회									
1	2	3	4	5	6	7	8	9	10
③	②	②	③	①	⑤	④	①	⑤	④
11	12	13	14	15	16	17	18	19	20
②	④	①	⑤	①	③	①	⑤	④	②
21	22	23	24	25	26	27	28	29	30
②	①	①	③	②	⑤	④	③	②	⑤
31	32	33	34	35					
④	①	③	②	②					

1. 정상 배변 횟수는 주 3회에서 하루 3회까지 이다.

2. 노화에 따른 신경계의 변화
   - 수면장애나 불면증이 올 수 있다.
   - 감각이 둔해진다.
   - 신경세포의 기능이 저하된다.
   - 발을 끄는 걸음걸이가 나타난다.
   - 정서 조절이 불안정해진다.

3. 퇴행성 관절염의 요인
   - 흡연, 음주, 과다한 카페인 섭취
   - 운동량 부족
   - 갑상선 및 부갑상선 질환
   - 유전적인 요소
   - 여성 노인의 폐경, 여성 호르몬 감소
   - 영양흡수 장애 및 칼슘섭취 부족

4. 초콜릿, 탄산음료는 변비에 도움이 되지 않는다.

5. 대소변을 전혀 가리지 못하는 경우, 배설 욕구를 느끼지 못하는 경우 등 부득이한 경우에만 기저귀를 사용한다. 기저귀를 사용하게 되면 기저귀에 대한 의존도가 높아져 오히려 치매 증상이 더욱 심해질 수 있다.

6. 임종 징후
   - 맥박이 약해지고 혈압이 떨어진다.
   - 의식이 점차 흐려지고 혼수상태에 빠진다.
   - 손발이 차가워진다.
   - 피부색이 점차 파랗게 변한다.
   - 대소변 의식을 못하고 항문이 열린다.

7. 장기요양 대상자의 여가활동 유형 및 내용
   - 자기계발 활동 : 책읽기, 독서교실, 그림그리기, 서예 등
   - 사교오락 활동 : 영화, 연극, 음악회, 전시회 등

8. 치매 대상자에게 어린아이 대하듯 이야기하지 않으며 반드시 존칭어를 사용한다.

9. 증상이 좋아졌다고 해도 복용하던 약을 중단하려면 먼저 의사와 상담한 후 중단한다.

10. 위궤양이란 위벽의 점막뿐만 아니라 근육층까지 손상된 위장병으로 잘못된 식습관, 스트레스, 위 점막 손상, 위 내 헬리코박터균에 의한 감염 등 여러 관련 요인이 있다.

11. 영양액의 온도는 체온 정도가 적당하며 차가운 영양액이 주입되면 통증이 유발되기 때문에 주의해야 한다.

12. 특례요양비는 기관이나 시설에서 재가급여나 시설급여에 상당한 장기요양급여를 받은 수급자에게 지급되는 현금급여를 말한다.

13. 간호처치서비스는 전문적인 교육과 훈련을 받고 자격을 갖춘 자가 제공해야 하므로 요양보호사의 업무에서 제외된다.

14. 입소 노인의 사생활과 비밀 보장에 관한 권리 침해로서, 개인정보를 수집하고 활용하기 전에 그 목적을 충분히 설명하고 동의를 구해야하며, 사전 동의 없이 그 정보를 공개해서는 안 된다.

15. 행위자를 징계하는 일은 장기요양기관장의 대처에 해당한다.

16. 석양증후군은 해질녘이 되면 더욱 혼란스러워 하며 불안정하게 의심 및 우울증상을 보인다.

17. 응급처치의 목적에는 인명구조, 고통 경감, 상처나 질병의 악화 방지, 심리적 안정 도모에 있다.

18. 비언어적 의사소통으로 자세, 얼굴표정, 용모, 복장, 눈맞춤, 어조 등이 있다. 표현력은 언어적 요소에 해당한다.

19. 대상자의 말이 끝날 때까지 기다리면서 고개를 끄덕여 듣고 있음을 알리는 방법은 언어 장애가 있는 대상자와 이야기할 때 효과적이다.

20. 요양보호사의 업무보고는 기존 계획된 서비스를 실행하는 도중에 변화가 생겼을 때 보고한다.

21. 균형잡힌 식사를 위하여 매끼 여섯 가지 식품군(곡류, 채소류, 고기 · 생선 · 달걀 · 콩류, 과일류, 유제품류, 당류)을 골고루 섭취한다.

22. 수면제나 진정제를 최소한 먹지 않도록 하되 수면 장애가 심한 경우 의사의 처방을 받아 단기간만 복용하도록 한다.

23. 대상자 스스로 움직여 협조할 수 있는 것은 협조하게 한다.

24. 손톱은 둥글게, 발톱은 일자로 자른다.

25. 자신이 모든 일에 전문가임을 주장하는 것은 효과적인 말하기를 방해하는 경우이다.

26. 탈수의 증상에는 심한 갈증, 피곤함과 무기력함, 소변 횟수 감소, 마른 피부와 혀, 정신의 혼동 등이 있다.

27. 가운이나 신발은 항상 깨끗하게 유지한다.

28. 타이어 뒷바퀴 공기압이 너무 낮으면 잘 굴러가지 않고 잠금장치 기능이 약해진다. 적정 공기압을 유지해야 한다.

29. 급성 위염은 식사 후 위가 무겁거나 부푼 듯한 팽만감, 명치 부위의 심한 통증이 나타난다.

30. 겨울철 실외운동을 삼가고 실내운동을 하는 것이 안전하다.

31. 고령은 영양부족의 위험 요인 중 하나이다.

32. 혀 안쪽이나 목젖을 자극하면 구토, 질식 등을 일으킬 수 있으므로 너무 깊숙이 닦는 것은 자제한다.

33. - 신부전증 : 심장에 들어온 혈액이 증가하면 심장에 부담이 되므로 하루에 1리터 이내로 마신다.
- 심한 갑상선기능저하증 : 수분 섭취가 많으면 수분 배출이 잘 안된다.
- 간경화 : 간 기능이 약해지면 수분이 각 장기에 고루 배분되지 못한다.
- 부신기능저하증 : 수분과 염분의 원활한 배출이 어렵다.

34. 파킨슨 질환은 중추신경계에 천천히 진행되는 퇴행성 변화로 원인은 불명확하나 신경전달물질인 도파민을 만들어내는 신경세포가 파괴되는 질환이다.

35. 빠르게 방향을 바꾸어야 하는 운동(탁구, 배드민턴, 테니스, 스쿼시 등)이나 동작은 지양한다.

제3회									
1	2	3	4	5	6	7	8	9	10
④	①	③	⑤	④	⑤	④	②	②	③
11	12	13	14	15	16	17	18	19	20
①	④	③	④	③	①	①	③	④	④
21	22	23	24	25	26	27	28	29	30
①	①	④	③	④	②	⑤	③	①	③
31	32	33	34	35	36	37	38	39	40
①	②	②	④	③	⑤	④	⑤	①	③
41	42	43	44	45					
④	①	④	②	②					

1. 싱크대 배수구에 소다와 식초를 부어 놓으면 악취가 사라진다.

2. 휠체어를 이용해 문턱을 내려갈 때는 휠체어를 뒤로 돌려 내려간다.

3. 요양보호사는 업무를 수행하고 있는 중에도 업무 수행에 필요한 교육훈련 프로그램에 적극적으로 참여하는 등 지속적으로 학습하고 자신을 계발해야 한다.

4. 지방 섭취량이 증가하고 나트륨 섭취가 과다하다.

5. 고혈압은 노화에 따른 심혈관계 질환에 해당한다.

6. 편마비 대상자의 경우, 건강한 쪽에 휠체어를 두고, 침대 난간에 빈틈없이 붙이거나, 30~ 45° 비스듬히 붙인다.

7. 퇴행성 관절염이 있는 대상자는 계단 오르내리기, 장거리 걷기, 등산 등의 운동은 삼가야 한다.

8. 치약의 양이 너무 많으면 입안에 거품이 가득 차기 때문에 칫솔질이 어렵다.

9. 자동심장충격기의 보급과 교육으로 일반인도 쉽게 사용할 수 있다.

10. 당뇨가 있는 대상자는 설탕이나 꿀 등을 함유한 단 음식은 제한한다.

11. 햇빛을 받으며 규칙적으로 운동한다.

12. 안약은 각막에 직접 점안하는 것보다 결막을 통해 간접적으로 점안한다.

13. 유리컵→수저→기름기 적은 밥그릇과 국그릇→반찬 그릇→기름 두른 프라이팬의 순서로 한다.

14. 머리를 약간 뒤로 젖히고 충분히 숨을 내쉰다.

15. 어두운 곳에서 밝은 곳으로 이동할 때 눈부심 현상으로 낙상할 위험이 높다.

16. 의치가 변형될 수 있기 때문에 뜨거운 물에 삶지 않는다.

17. 피부에 소독약이 닿으면 즉시 물로 씻어내야 한다.

18. 간경화는 간 기능이 떨어지면 수분이 각 장기에 고루 배분되지 못하고 혈액에 남아 혈액 속 수분 함량이 높아지기 때문에 수분 섭취를 자제해야 한다.

19. 의치를 빼서 보관할 때에는 찬물이 담긴 용기에 보관해야 의치의 변형을 막을 수 있다.

20. 대상자 앞에 보행기를 두고, 바퀴를 잠그고 대상자가 일어서도록 돕는다.

21. ② 미끄러지지 않는 양말과 신발을 신도록 돕는다.
③ 앞 15cm, 옆 15cm 지점에 지팡이 끝을 놓는다.
④ 마비쪽 다리를 앞으로 옮겨 놓는다.
⑤ 팔꿈치가 구부러지는 정도는 한걸음 앞에 놓았을 때 30° 구부러지는 정도이다.

22. 커튼이나 스크린으로 가려야 한다.

23. 지팡이 → 건강한 다리 → 마비된 다리 순이다.

24. 대상자가 의식이 없어도 청각기능이 남아 있을 수 있기 때문에 식사 시작과 끝을 알려야 한다.

25. 소일 활동에는 텃밭 야채가꾸기, 식물가꾸기, 신문보기 등이 해당된다.

26. 급한 상황인 경우 먼저 구두 보고를 한 후 경과와 상태 등을 보고한다.

27. 골절이 의심되면 움직이지 않도록 하고, 냉찜질을 하며 상처 부위는 만지지 않고 멸균거즈를 이용하여 덮는다.

28. 기존에 약이 남은 경우 약사나 의사에게 문의하여 지시에 따른다.

29. 칫솔질의 방향이 잘못되면 치아 표면이 마모되고, 구강 점막이나 잇몸이 손상될 수 있으며, 자극에 의해 구토나 질식이 일어날 수 있다.

30. 맛을 느끼는 세포수가 줄고 후각기능이 떨어져 미각이 둔화된다.

31. 위협착이란 위가 상처 난 부분끼리 달라붙거나 좁아지는 것을 말하며, 위궤양의 증상이 심해지면 위 출혈, 위 천공, 위 협착으로 나타난다.

32. 대상자의 얼굴을 옆으로 돌리거나 돌려 눕혀 기도를 유지하도록 한다.

33. 여성의 회음부를 앞쪽에서부터 뒤쪽으로 닦아낸다.

34. 유치도뇨관이 막히거나 꼬여서 소변이 제대로 배출되지 않으면 방광에 소변이 차서 아랫배에 팽만감과 불편감이 있거나 아플 수 있다.

35. 한꺼번에 많이 이동하려고 하지 말고 조금씩 나누어 이동한다.

36. 만약 눈곱이 끼었으면 눈곱이 없는 쪽 눈부터 닦는다.

37. 알약은 약병에서 약 뚜껑으로 옮긴 후 손으로 옮긴다.

38. 임종 적응 단계는 부정 - 분노 - 타협 - 우울 - 수용이다.

39. 화상 부위에 된장, 치약, 핸드크림, 간장 등을 바르면 세균감염의 위험이 있고 상처를 더 악화시킬 수 있으므로 절대 바르지 않는다.

40. 자몽주스는 고혈압, 고지혈증 약의 부작용을 증가시킨다.

41. 목욕 후 따뜻한 우유와 차 등으로 수분을 섭취하고 휴식을 취하게 한다.

42. 대상자에게 어린아이처럼 대하거나 친하다고 반말이나 명령조를 사용해서는 안 된다.

43. 이불은 햇빛에 말리면 자외선에 의한 살균효과가 있기 때문에 건조시간은 오전 10시~오후 2시가 좋다.

44. 절대적으로 금연하여야 한다. 담배와 담배연기에 발암물질과 유해화학물질이 포함되어 있기 때문에 위궤양을 악화시킨다.

45. 배설이 어려울 때 미지근한 물을 항문이나 요도에 끼얹으면 괄약근과 주변 근육이 이완되기 때문에 변의를 느낄 수 있다.

제4회									
1	2	3	4	5	6	7	8	9	10
②	⑤	③	④	③	②	①	①	④	③
11	12	13	14	15	16	17	18	19	20
②	⑤	④	②	⑤	④	⑤	②	④	①
21	22	23	24	25	26	27	28	29	30
②	①	④	③	④	③	①	④	②	③
31	32	33	34	35	36	37	38	39	40
④	①	②	④	④	②	③	⑤	①	③
41	42	43	44	45					
②	⑤	④	③	③					

1. 옴은 대상자, 동거 가족, 요양보호사도 동시에 치료받아야 한다.

2. 신체구속을 받지 않은 권리로 증상 완화의 목적으로 불가피하게 일시적으로 신체적 제한을 하는 경우 등 긴급하거나 어쩔 수 없는 경우를 제외하고는 노인의 의사에 반하는 신체적 제한 또는 구속을 해서는 안 된다.

3. 과식을 하면 숙면이 어렵기 때문에 저녁에는 과식하지 않는다.

4. 귀약을 투여할 때는 귓바퀴를 후상방으로 잡아당겨 투약해야 한다.

5. 재가노인복지시설은 방문요양서비스, 방문목욕서비스, 주야간보호서비스, 단기보호서비스 등으로 구분되며 노인복지관은 노인여가복지시설에 해당한다.

6. - 변기는 미리 따뜻한 물로 데워둔다.
   - 편마비의 경우 이동변기를 건강한 쪽으로 침대 난간에 붙인다.
   - 이동변기 사용 중에는 음악을 틀어주어 소리가 잘 안들리게 한다.
   - 변기는 배설할 때마다 씻는다.

7. 현관 바닥은 미끄럽지 않은 소재를 사용한다.

8. 정서적 학대란 비난, 모욕, 위협, 협박 등의 언어 및 비언어적 행위를 통하여 노인에게 정서적으로 고통을 주는 학대이다.

9. 주의력에 영향을 주는 환경적 자극을 최대한 줄이는 것이 좋다.

10. 혼수상태인 경우에도 청각은 남아있기 때문에 평소와 같이 요양보호를 제공하도록 한다.

11. 요양보호사의 업무보고 시기는 계획된 서비스에서 추가하거나, 변경되거나, 업무를 잘못 수행했거나, 사고가 발생했거나, 새로운 정보와 업무방법을 파악했을 때 이루어진다.

12. 싱크대는 여름철에 조금만 소홀히 해도 식중독 균의 번식이 활발해지기 때문에 겨울철보다 여름철에 더 각별히 신경 써야 한다.

13. 사후 강직이 시작되기 전 바른 자세를 취하게 해야 한다.

14. 심폐소생술 시행 시 가슴을 압박하여 심장과 뇌로 충분한 혈액순환이 이루어지도록 한다.

15. 대상자가 머리를 자르려고 하지 않으면 거울을 보며 동기유발을 시키거나, 억지로 자르지 말고 묶어주거나, 핀 등으로 정리해주는 등의 대처를 한다.

16. 지팡이 길이는 한걸음 앞에 놓았을 때 팔꿈치가 약30° 구부러지는 정도, 대상자의 둔부 높이, 평소 신는 신발을 신고 똑바로 섰을 때 손목 높이까지 오는 것을 선택한다.

17. 대상자 가족의 청소, 식사 준비 등은 요양보호서비스 범위에 해당하지 않는다.

18. 요실금이란 자신의 의지와 상관없이 소변이 밖으로 흘러나오는 것으로 증상에 따라 복압성 요실금, 절박성 요실금, 역류성 요실금으로 나눠진다.

19. 요양보호 기록은 요양보호사의 활동을 객관적으로 점검하는 자료를 말한다.

20. 주사 부위가 가려우면 간호사에게 보고한다. 주사 주입은 의료인의 영역이므로 하지 않는다. 바늘을 제거한 후에는 절대 비비지 않고, 수액병은 심장보다 높게 유지한다.

21. 습관적으로 해오던 일처럼 치매 대상자에게 남아있는 기능을 최대한 살린다.

22. 대상자의 업무 대행 중에는 대상자의 업무만 하도록 한다.

23. 치매 대상자가 과식을 하면 그릇의 크기를 조정하거나 식사 후 달력에 표시하는 등의 방법으로 과식하는 것을 막는다.

24. 판단력, 이해력 장애 대상자와 이야기할 때는 불쾌감을 주는 언어나 아이처럼 취급하여 반말을 하지 않는다.

25. 석양증후군은 해질녘이 되면 더욱 혼란해지는 것으로 낮시간 동안 움직이거나 활동하게 한다.

26. 정비, 수리되지 않은 바닥과 통로로 인해 넘어지거나 다치는 경우 근골격계 질환이 생길 수 있다.

27. 분노는 임종 적응 단계의 두 번째 단계로 "나는 아니야. 왜 하필이면 나야" 또는 "왜 지금이야" 등과 같이 말하고, 어디서나 누구에게나 불만스러운 면을 찾으려 한다.

28. 설사의 원인에는 바이러스, 스트레스, 세균, 면역결핍, 식중독 등이 있으므로 조심해야 한다.

29. 대상자가 지팡이 보행 시 계단을 오를 때는 지팡이 → 건강한 다리 → 마비된 다리 순으로 보행한다.

30. 주름져 있다면 아래 방향으로 부드럽게 잡아 당겨 면도한다.

31. 요양보호 기록의 종류
요양보호사는 장기요양급여 제공 기록지, 상태 기록지, 사고보고서, 인수인계서
타 전문직은 상담일지, 욕구사정, 급여제공계획서, 방문일지, 사례회의록, 간호일지 등

32. 도넛 모양의 베개와 파우더를 사용하는 경우가 있으나 오히려 압박을 받는 부위의 순환을 저해할 수 있으므로 삼간다.

33. 식재료를 구매하러 가기 전 미리 필요한 목록을 작성해서 간다.

34. 엘리베이터를 사용하지 않고 계단을 이용해 대피한다.

35. - 눈썹은 회색으로 변하고, 남녀 모두 눈썹이 가늘어진다.
- 눈물 양이 감소하여 건조해지고 뻑뻑해진다.

- 후각세포의 감소로 후각에 둔화가 나타난다.
- 노인성 난청은 여성보다 남성에게 흔하게 나타난다.

36. 메라비언의 법칙에 의하면 상대방과의 의사소통에 영향을 미치는 요소 중 가장 중요한 것은 시각적 요소→청각적 요소→언어적 요소 순이다.

37. 대상자에게 낮은 톤으로 다정하고, 차분하며, 천천히 분명하게 말한다.

38. 흡인 물품은 1일 1회 이상 깨끗이 닦아서 관리한다.

39. 실내온도를 따뜻하게 하는 것이 좋지만 대상자의 상태와 기호 등을 고려해야 한다.

40. 치매 대상자는 지난날을 회상하면서 자신을 되찾고 불안한 감정을 가라앉힐 수 있다.

41. 골다공증 대상자가 커피나 탄산음료를 섭취하면 체내에서 칼슘의 흡수를 방해하므로 섭취를 줄이는 것이 좋다.

42. 고혈압, 당뇨병, 심장병 등은 뇌졸중의 주요 원인이다.

43. 빈뇨증은 24시간 동안 8회 이상 배뇨하는 것을 말한다.

44. 가슴 압박과 인공호흡의 비율은 30 : 2로 유지한다.

45. 노화가 진행됨에 따라 머리카락은 전반적으로 가늘어지고 모근의 멜라닌 생성 세포가 소실되어 탈색된다.

원패스 요양보호사 핵심요약집

저　　자 : 메인에듀 요양보호사 연구소
제작 유통 : 메인에듀(주)
초판발행 : 2020. 01. 02
초판인쇄 : 2020. 01. 02
마 케 팅 : 메인에듀(주)
주　　소 : 서울시 강동구 성안로 115(성내동), 3층 304호
전　　화 : 1544-8513
정　　가 : 20,000원
I S B N : 979-11-89357-11-5

※ 본서의 무단복제를 금합니다.